Dr. Bob Arnot

Das Anti-Brustkrebs-Buch

SERIE PIPER

Zu diesem Buch

In aller Welt läuft die Forschung im Kampf gegen den Brustkrebs auf Hochtouren. Und die Auseinandersetzung mit dieser Krankheit findet längst auch in der breiten Öffentlichkeit statt. Die wichtigste Frage lautet: Gibt es doch Möglichkeiten der Vorbeugung? Kann das Risiko, an Brustkrebs zu erkranken, gesenkt werden? In seinem Buch bündelt der amerikanische Arzt Dr. Bob Arnot die Ergebnisse der intensiven weltweiten Forschung zu Brustkrebs und Ernährung. Sein Fazit: Es gibt begründete Hoffnung, daß Frauen durch die für sie richtige Ernährungs- und Lebensweise dem Brustkrebs vorbeugen können. Die individuell richtige Ernährung kann einen dramatischen Einfluß darauf haben, ob eine Frau an Brustkrebs erkrankt oder nicht. Aus diesem Grund bietet Arnots Buch ein Ernährungs- und Gesundheitsprogramm für alle Frauen – ob sie sich vor einer Ersterkrankung oder einem Rückfall schützen möchten.

Bob Arnot, Dr. med., geboren 1948 in Boston, studierte Medizin in Innsbruck, Fribourg und am Darthmouth College/USA. 1978 gründete er das Lake Placid Sports Medical Center und war anschließend Arzt des amerikanischen Ski-Teams. Heute ist er leitender Medizin-Journalist für die Fernsehgesellschaft NBC. Zahlreiche Bücher zu Gesundheitsthemen und Diätfragen. Zuletzt erschien von ihm auf deutsch: »Prostatakrebs« (2002). Er lebt in New York.

Dr. Bob Arnot
Das Anti-Brustkrebs-Buch

Vorbeugung durch richtige Ernährung und Lebensweise

Aus dem Amerikanischen von
Helga Migura

Piper München Zürich

Ein wichtiger Hinweis:
Das vorliegende Buch stellt keinen Ersatz für die Empfehlungen eines Arztes oder anderer mit der medizinischen Versorgung beauftragter Personen dar.

Die im Buch enthaltenen Informationen und Angaben wurden sorgfältig überprüft. Dennoch übernehmen Autor und Verlag – auch im Hinblick auf mögliche Druckfehler – keine Gewähr für die Richtigkeit.

Der Verlag hat sich bemüht, die auf Verhältnisse in den USA bezogenen Informationen soweit als möglich auf deutsche Verhältnisse zu übertragen.

Ungekürzte Taschenbuchausgabe
Februar 2002

Titel der amerikanischen Originalausgabe:
»The Breast Cancer Prevention Diet«, Little, Brown and Company,
Boston/New York/London 1998

Umschlag: Büro Hamburg
Isabel Bünermann, Meike Teubner
Foto Umschlagvorderseite: Mauritius-age, Hamburg
Foto Umschlagrückseite: NBC News
Satz: Dr. Ulrich Mihr GmbH, Tübingen
Druck und Bindung: Clausen & Bosse, Leck
Printed in Germany ISBN 3-492-23484-4

Für die Frauen in meinem Leben,
ganz besonders meine Frau Courtney,
meine Mutter Mary und
meine drei Schwestern Bonnie, Jeanne und Nancy.

Inhalt

Teil Drei: **Brustkrebsvorbeugungspläne**

Anhang

Vorwort

Jeden Tag sehe ich im Strang-Cornell-Brustzentrum Frauen mit Brustkrebs, die eine Operation, Bestrahlung oder Chemotherapie durchmachen, mit all den verheerenden Folgen für die Frauen selbst und diejenigen, die ihnen nahestehen. Brustkrebs befällt jedes Jahr eine halbe Million Frauen weltweit. In den Vereinigten Staaten sind jährlich mehr als 170 000 Frauen betroffen, und mindestens 43 000 von ihnen werden sterben. Gegenwärtig haben mehr als drei Millionen Frauen Brustkrebs gehabt, leben damit oder werden daran erkranken.

Wir wissen, daß im Falle von Brustkrebs der wichtigste Umweltfaktor die Ernährung ist. Während der letzten Jahre wurden bei ausgedehnten Untersuchungen der Bevölkerung und in der Laborforschung viele ernährungsbedingte Faktoren entdeckt, die mit Genen interagieren, welche die Prozesse, die zu Krebs führen, unterstützen, stoppen oder umkehren. Auf der ganzen Welt laufen Studien zur Bewertung dieser Wirkstoffe in der Nahrung, und es wird noch viele Jahre dauern, bis die komplexen Zusammenhänge zwischen Nahrungsmitteln und Brustkrebs aufgedeckt sind.

Wir putzen täglich unsere Zähne, um Zahnverfall vorzubeugen, und wir legen einen Sicherheitsgurt an, um Verletzungen bei Autounfällen zu verhindern. Diese Maßnahmen können unseren Schutz nicht garantieren, doch sie mindern das Risiko und verhüten Schäden. Was die Brustkrebsvorbeugung durch Ernährung betrifft, so haben wir zwei Möglichkeiten – auf die Ergebnisse wissenschaftlicher Studien zu warten, die erst in vielen Jahren vorliegen werden, oder die beschränkten Informationen zu nutzen, die uns jetzt zugänglich sind und die eine potentiell wirksame ernährungsspezifische Vorbeugungsstrategie nahelegen, bis vollständige Informationen zur Verfügung stehen. Das vorliegende Buch von Dr. Arnot faßt diese eingeschränkten Informationen zusammen und schlägt praktische Methoden vor, mit denen das Brustkrebsrisiko gesenkt, aufgeschoben oder ihm sogar vorgebeugt werden kann. Dafür ist erforderlich, aus dem, was nachweisbar ist, bestimmte Schlußfolgerungen zu ziehen, doch ich bin überzeugt, daß viele davon letztendlich durch die künftige Forschung bestätigt werden. Es ist unwahrscheinlich, daß einer der Vorschläge in diesem Buch schädlich ist, und es ist zumindest wahrscheinlich, daß sich damit andere Krankheitsrisiken wie die von Brustkrebs und Herzerkrankungen senken lassen.

Meiner Meinung nach kann man drei Arten von Lebensmitteln unterscheiden: solche, die Krebs fördern können, solche, die neutral sind, und solche, die Krebs bekämpfen können. In unserem 1998 erschienenen *Strang Cookbook for Cancer Prevention [Strang-Kochbuch zur Krebsvorbeugung]* zeigen wir, wie diese Maximen in der Küche umgesetzt werden und äußerst appetitliche Mahlzeiten liefern können, die gesund sind. Dr. Arnot bringt uns sehr nützliche Informationen in leicht lesbarer Form nahe. Ich empfehle jeder Frau, dieses Buch zu lesen und die darin erteilten Ratschläge zu befolgen, doch genauso weiterhin die Selbstuntersuchung der Brust zu praktizieren, sich beim Arzt untersuchen zu lassen und ab Vierzig jedes Jahr zur Mammographie zu gehen, da Früherkennung nach wie vor der beste Schutz ist.

Dr. med. Michael P. Osborne,
Direktor des Strang-Cornell-Brustzentrums

Teil Eins

Ernährung und Brustkrebs

Einleitung

Jahrzehntelang nahm Brustkrebs eine Sonderstellung unter den schweren Krankheiten ein, da es für seine Opfer keine einzige praktische Vorbeugungsmaßnahme gab, um sich zu schützen. Bei den meisten Seuchen waren wir stark genug, uns zu verteidigen: durch Impfstoffe gegen Grippe, weniger Cholesterin bei Herzerkrankungen, Nichtrauchen zur Lungenkrebsvorbeugung, Blutdrucksenkung als Vorbeugemaßnahme gegen Schlaganfälle und sicheren Sex zum Schutze vor Aids. Doch trotz der jahrzehntelang in erschreckendem Maße zunehmenden Brustkrebsfälle waren Frauen praktisch machtlos, die Krankheit zu verhindern. Dies hinterließ bei denjenigen, die sie überlebt haben, ein stilles Gefühl der Verzweiflung, so bei Deborah McCurdy, siebenunddreißig und Mutter von vier Kindern. Deborah hatte Brustkrebs im fortgeschrittenen Stadium und mußte sich einer vierphasigen Intensiv-Chemotherapie, aggressiven Bestrahlungen und einer Knochenmarktransplantation unterziehen: »Mein kleines Mädchen war erst zwei. Ich mußte einfach weiterleben, um sehen zu können, wie sie heranwächst.«

Endlich hat Deborah die Chance dazu. Es gibt gute Nachrichten: Im Frühjahr 1998 zeigte sich der erste wirkliche Hoffnungsschimmer, daß Brustkrebs vorgebeugt werden kann. Die jahrelangen Investitionen in die Brustkrebsforschung beginnen sich endlich auszuzahlen und führten zu bedeutenden Entdekkungen führender Wissenschaftler in Nordamerika und Europa auf fast einem Dutzend verschiedener Forschungsgebiete. Die meisten dieser Entdeckungen erfolgten in Teilbereichen und sind, da sie nicht in ein Gesamtschema eingebunden wurden, der Öffentlichkeit weitgehend unbekannt. Was durchscheint, ist ein großes, unausgesprochenes Geheimnis: Der wichtigste Faktor bei der Brustkrebsvorbeugung ist die Ernährung.

Deborah McCurdy glaubt stark daran: »Was wir essen, macht einen so großen Teil unseres Lebens aus, daß es sich einfach irgendwie darauf auswirken muß, an was wir erkranken. Es scheint so logisch.«

Deborah versucht gerade ein Wiederaufflammen der Krankheit durch eine einzigartige Brustkrebsvorbeugungsdiät an der Universität von Kalifornien in Los Angeles (UCLA) zu verhindern. Wie allen Frauen, die wir für dieses Buch interviewten, gibt eine Brustkrebsdiät Deborah das wichtige Gefühl, selbst Verantwortung zu tragen: »Das Bewußtsein, so etwas wie Kontrolle zu haben, führte dazu, daß ich ein positiveres Gefühl für meinen Zustand entwickelte. Ich war in der Lage, etwas zu ändern und mir selbst zu helfen.«

Ob Sie versuchen, Brustkrebs vorzubeugen, oder ob Sie die Krankheit überlebt haben – auch Sie können dieses Gefühl der Kontrolle bekommen und hoffen, daß die Krankheit verhindert bzw. ihre Intensität gemildert wird.

Ich bin Medizinjournalist und gebe zu, daß ich nicht wußte, welche Rolle die Ernährung bei Brustkrebs spielt, bis mir eine scheinbar einfache Frage gestellt wurde: »Wie kann ich Brustkrebs vorbeugen?« Die Frage kam von meiner Frau, die am Memorial Sloan-Kettering Cancer Center Vorsitzende des Mitgliederkomitees ist. Sie sprach selten darüber, doch ihre Mutter war in erschreckend jungen Jahren an Brustkrebs erkrankt. Courtney und ich haben viel von dieser Katastrophe mit ihrer Mutter durchlitten, vom ersten Schock über den kleinen Fleck auf dem Mammogramm über die falsche Hoffnung, der Krebs ließe sich eindämmen, über die aggressive Behandlung und eine Brustamputation bis hin zu neuer Hoffnung nach der plastischen Operation, und nun die endlose Angst unter der Oberfläche, daß der Krebs jederzeit von neuem ausbrechen kann.

Ihre Mutter ist mit ihrer Angst nicht allein. Courtney stand machtlos unter dem bedrohlichen Schatten der gefürchteten Krankheit und fragte sich, ob – oder wann – sie davon befallen werden würde. Courtney trägt ein höheres Risiko für frühen Brustkrebs, bedingt durch das niedrige Alter ihrer Mutter, als dieser erstmals bei ihr diagnostiziert wurde, und verschiedene andere Risikofaktoren. Sie ist jetzt Mitte Dreißig und läßt bereits jedes Jahr eine Mammographie machen. Die Uhr tickt, und sie und ich wollen die Antwort jetzt. Wie kann man Brustkrebs vorbeugen?

Freunden erzähle ich immer, daß ich einen der aufregendsten Berufe der Welt habe. Sein größter Reiz besteht darin, bahnbrechende Forschungsarbeiten aufzuspüren, die unmittelbar dem Leben der Menschen zugute kommen. Dank Tausender unglaublich engagierter medizinischer Forscher, die bereit sind, ihre Untersuchungsergebnisse mit anderen zu teilen, habe ich Monate, bevor sie allgemein bekannt werden, Zugang zu wichtigen, oft lebensrettenden Informationen. Da Krebsvorbeugung durch Ernährung lange ein so vernachlässigtes Thema war, waren die Forscher ungewöhnlich mitteilsam – gewillt, Informationen weiterzugeben, die sonst erst nach Jahren an die Öffentlichkeit gelangt wären. Auf der Suche nach einer Antwort für Courtney stieß ich in kurzer Folge auf bemerkenswerte Befunde, die den Zusammenhang zwischen Ernährung und Brustkrebs verdeutlichen.

Der erste Anhaltspunkt ergab sich, als ich John Glaspy vom renommierten UCLA Comprehensive Cancer Center interviewte. Er hatte gerade eine Untersuchung über Ernährung und Brustkrebs im *Journal of the National Cancer Institute* veröffentlicht. John hörte sich so an, als sei er auf eine Goldader gestoßen. Für viele Frauen war er das auch. Was er entdeckt hatte, war atemberaubend.

Wie die meisten Durchbrüche beruhte auch der von John auf

Grundlagenforschung. Er wußte, daß Ratten, denen menschlicher Brustkrebs implantiert worden war, rasch schnell wachsende Tumoren entwickelten, wenn sie reichlich mit Omega-6-Fettsäuren wie Maiskeimöl, Saflorö l und diversen Margarinesorten gefüttert wurden. Er wußte auch, daß der Krebs bei Ratten, die mit Omega-3-Fettsäuren wie Fischöl gefüttert wurden, drastisch und schnell zurückging. Auf dem Hintergrund dieser Fakten bat er eine Gruppe von Frauen, die Brustkrebs überlebt hatten, große Mengen Fischöl zu sich zu nehmen.

Wir alle glauben, vorbeugende Maßnahmen kommen erst nach Jahrzehnten zum Tragen. Kinder mahnt man: »Eßt euer Gemüse.« Warum? Wenn wir ehrlich wären, würden wir antworten: »Damit ihr in euren mittleren Lebensjahren nicht krank werdet« – nicht gerade die Art Antwort, die einen Neunjährigen sehr beeindruckt. Was Glaspy herausfand, verblüffte ihn – in kurzen drei Monaten kam es zu dramatischen Änderungen. Die Bruststruktur der Frauen hatte sich verändert und war viel resistenter gegen Brustkrebs geworden. Als ich seine Geschichte gehört hatte, fragte ich John: »Wie kann man Brustkrebs vorbeugen?« Ich konnte spüren, wie seine Energie und seine Begeisterung mir trotz der Entfernung von über dreitausend Meilen fast den Telefonhörer aus der Hand rissen. Er sagte, falsche Ernährung sei in diesem Lande die wichtigste treibende Kraft hinter dem Brustkrebs, und erklärte, daß wir von anderen Kulturen lernen können. Zum Beispiel erkrankt nur eine von vierzig asiatischen Frauen an Brustkrebs, dagegen eine von acht amerikanischen Frauen. Wo liegt der Grund dafür? John glaubt, der Unterschied sei auf die enorm zuträgliche dortige Ernährung zurückzuführen. Lebensmittel sind nicht nur ein kleiner Risikofaktor für Brustkrebs, sie können fast alles ausmachen. John fuhr fort, die richtigen Lebensmittel könnten die wichtigste Triebkraft zur Abbremsung der gegenwärtigen Epidemie sein, da der Ernährungsstil für fünfundsiebzig Prozent des Krebsrisikos verantwortlich sei. Ich dachte wochenlang über das Gespräch mit ihm nach. Doch wenn der Krebs bereits ausgebrochen ist, ist es dann nicht zu spät, ihn zu stoppen? Sicher, ich glaube stark daran, daß Nahrungsmittel wie Medikamente wirken können – aber wie *derartig* starke Medikamente?

Wissenschaftler an der Universität Cambridge kamen zu dem Schluß, daß bei bis zu achtzig Prozent der Brustkrebsfälle die Ernährung der wichtigste Faktor der Lebensweise ist. Der Cambridge-Professor J. H. Cummings, der mit seinem im *British Medical Journal* veröffentlichten neuen Bericht über Ernährung und Krebs einen Meilenstein setzte, schrieb mir: »Ich glaube, die Beweise legen nahe, daß der größte Teil der Brustkrebsfälle mit Umweltfaktoren zusammenhängt, von denen Sie die wichtigsten aufgezählt haben. Wenn man (den Forschern) Peto und Doll glauben kann, müssen wir mehr auf die achtzig Prozent Risiko sehen, die auf die Umwelt zurückzuführen sind, als auf die zwanzig Prozent am anderen Ende des Spektrums.«

Der nächste Hinweis kam von Dean Ornish. Er besuchte mich in meinem Büro bei NBC, um über ein erstaunliches neues Projekt zu sprechen. Dean war weltberühmt geworden, als er das Unmögliche bewies – daß Herzerkrankungen nicht nur gestoppt werden können, sondern sogar *reversibel* sind. Mein Kiefer klappte allmählich herunter, als er mir seine neueste Untersuchung erklärte – über die Reversion von Krebs. Er meinte nicht die Reversion von voll ausgebildetem Krebs, sondern die Reversion von Krebs im allerfrühesten Stadium. Konnte das überhaupt funktionieren? Er hatte erste Beweise, über die hier nicht berichtet werden kann, da sie noch nicht in einer wissenschaftlichen Zeitschrift veröffentlicht wurden.

Diese Erkenntnis führte mich zu Irwin Rosenberg, einem alten Freund von mir. Er leitet das weltbekannte Jean-Mayer-Ernährungszentrum an der Tufts-Universität in Boston. Ich fragte ihn: Wie können wir möglichst alles herausfinden, was wir über die Lebensmittel wissen müssen, die jetzt krebsvorbeugend wirken – nicht erst in zehn Jahren? In Wirklichkeit war das eine rhetorische Frage, auf die ich, ehrlich gesagt, die übliche Antwort erwartete – »wir müssen bis zum Abschluß der kontrollierten Zufalls-Doppelblindversuche warten«. Diese Versuche sind in der Medizin so etwas wie der eherne Standard. Es liefen gerade Dutzende solcher Versuche, die beweisen sollten, daß mit einer bestimmten Ernährungsweise Brustkrebs vorgebeugt werden kann, doch bis zu deren Abschluß dauert es noch Jahre.

Doch ich hatte falsch getippt. Rosenbergs Antwort lautete anders. Er sagte: »Bob, die meisten Amerikaner wollen nicht warten. Es gibt Dutzende ungemein vielversprechender vorbeugender Behandlungsmethoden, bei denen die Kontrollversuche noch nicht abgeschlossen sind. Doch wir sind auf einen neuen Weg der Problembetrachtung gestoßen, nämlich die sogenannte Nährstoffanalyse auf Faktenbasis.«

In seiner freundlichen professoralen Art erklärte er mir ausführlich, daß wir eine Antwort finden könnten, wenn wir alle vorliegenden Daten zusammenfügen. Er war gerade dabei, schnellstmöglich ein Team zu bilden, das sich die vorliegenden Informationen zu einer Reihe von Krankheiten ansehen sollte. Ich kam unverzüglich auf das Thema Brustkrebs zu sprechen, wo, was die Ernährung betrifft, bereits eine Fülle von Beweismaterial vorliegt: von Versuchen im Reagenzglas über Tierversuche und Untersuchungen an Menschen bis hin zu Studien an Frauen in Ländern mit niedrigen Brustkrebsraten. Und die Ergebnisse dieser Untersuchungen waren keine aneinandergereihten isolierten Tatsachen, sondern Teile eines riesigen Puzzles, das man zusammensetzen konnte und bei dem nur noch sehr wenige Teile fehlten. Wenn ich den Forschern auf diesem Gebiet einen Anstoß gab, könnte ich vielleicht zusehen, wie diese wenigen letzten Teile genau auf den richtigen Platz fielen.

Medizin auf Faktenbasis bedeutet, wie das *Journal of the American Medical Association* darlegt, »aus den vorliegenden Tatsachen ein Ganzes zu bilden«. Ernährungsanalyse auf Faktenbasis ist der Grund, aus dem Tausende amerikanischer

Frauen bereits eine Brustkrebsvorbeugungsdiät machen, Frauen wie Kathy Owens, die freiwillig an diesem mutigen Experiment teilnahmen. Kathy sagt: »Ich hatte die Gelegenheit, mit Wissenschaftlern zusammenzuarbeiten, mit Leuten, die konkret wissen, was wirkt. Es war eine Chance, mir selbst und anderen zu helfen. Wenn man Brustkrebs gehabt hat, möchte man sich selbst helfen, aber man will auch anderen helfen, damit sie nicht das durchmachen müssen, was man selbst durchgemacht hat. Wenn man sich an dieser Forschungsstudie beteiligt, hilft man auf gewisse Weise. Sie ist eine Chance, etwas zurückzugeben, und gleichzeitig hilft sie einem dabei, selbst gesünder zu werden.«

Ihre Ärzte haben die allerbesten von buchstäblich Tausenden erstklassiger wissenschaftlicher Dokumente über Brustkrebs zu Rate gezogen. Rosenberg gab mir zu verstehen, die Frauen müßten nicht warten, bis all diese Langzeitstudien abgeschlossen seien. Kathy konnte eine Wette abschließen, die sehr gut für sie stand, nämlich daß eine Umstellung ihrer Ernährung sie bei der Rückfallverhütung ein großes Stück weiterbringen würde. »Ich war in der wirklich negativen Situation, Brustkrebs zu haben, aber das ist nun etwas Positives, das dabei herausgekommen ist. Ich habe meine Ernährung umgestellt und Schritte eingeleitet, mir selbst zu helfen. Es funktioniert. Die Studie hat das gezeigt, und ich weiß, daß es mir besser geht. Ich habe wieder etwas Kontrolle über mein Leben.«

Bei der Brustkrebsvorbeugungsdiät, die hier vorgestellt wird, sind alle neuesten und wichtigsten Forschungserkenntnisse in einen Ernährungsplan eingearbeitet, der Ihr Leben retten könnte. Ich bitte Sie darum, eine Wette abzuschließen, daß diese Diät eine große Rolle dabei spielen kann, Ihr Risiko, an Brustkrebs zu erkranken, zu senken, oder, wenn Sie bereits Brustkrebs hatten, einen Rückfall zu verhindern. Diese Wette beruht nicht auf blindem Glauben. Es ist eine Wette, die auf einer soliden Analyse der gegenwärtigen ernährungswissenschaftlichen Forschung basiert. Wie gut ist diese Wette? Wie sicher ist sie? Ist es eine Wette, auf die Sie sich einlassen sollten? Hier die Argumente, warum Sie diese Wette noch heute abschließen sollten.

Die Brustkrebsvorbeugungspille wirkt

Im April 1998 meldete das Nationale Krebsinstitut der USA die atemberaubende Entdeckung, daß bei stark risikogefährdeten Frauen, die das Medikament Tamoxifen nahmen, das Brustkrebsrisiko um 45 Prozent sank. Tamoxifen schwächt die Wirkung von Östrogen, dem wichtigsten Faktor bei der Entstehung von Brustkrebs, ab, indem es den Östrogenrezeptor blockiert – das ist das Schlüsselprinzip der Brustkrebsvorbeugungsdiät. Wie wir in Teil Drei dieses Buches sehen werden, ist für einige sehr stark risikogefährdete Frauen entsprechenden Alters die Brustkrebsvorbeugungspille eine geeignete Maßnahme. Doch für die meisten Frauen bietet die Brustkrebsvorbeugungsdiät alle Vorteile eines Medikaments, doch keines der damit verbundenen Risiken wie Blutgerinnsel und Gebärmutterkrebs. Die Brustkrebsvorbeugungspillen Tamoxifen und Raloxifen sind im Kapitel »Schritt 1: Blockieren Sie den Östrogenrezeptor« ausführlich beschrieben.

Bei der Wette geht es um bares Geld

Millionen und Abermillionen Dollar werden für die Aufdekkung der ernährungswissenschaftlichen Geheimnisse in bezug auf Brustkrebs ausgegeben. Forschungsgelder werden unglaublich konservativ investiert. Bei jedem Schritt auf dem Weg müssen Meilensteine den erzielten Fortschritt markieren – und es gibt jede Menge Meilensteine. Alle Tatsachen deuten auf die ausgeprägte Rolle hin, welche die Ernährung spielt – von Studien an Frauen in anderen Ländern mit niedrigen

Brustkrebsraten bis hin zu Untersuchungen an Tieren, im Reagenzglas und beim Menschen. Wenn die Spur an irgendeinem Schritt entlang des Weges erkaltet wäre, wären keine Gelder mehr geflossen. Doch das ist nicht der Fall.

Ich kann auch nicht verstehen, was in Leuten vorgeht, die gegen Vorbeugung sind. Die Lebenserwartung von an Brustkrebs erkrankten Frauen ist jetzt seit vielen Jahren nicht merklich gestiegen, und bis man radikal neue Behandlungsformen gefunden hat, ist Vorbeugung der beste Weg, an das Problem heranzugehen. Außerdem kostet Vorbeugung viel weniger als die Behandlung, die für einen einzigen Brustkrebsfall erforderlich ist, so daß es Unsinn ist, von Geldverschwendung zu sprechen.

Die Zwischenziele sind bekannt

Bei klinischen Versuchen haben die Forscher bestimmte »Endziele« im Auge. Im Falle von Brustkrebs wären solche Endziele weniger Krebsfälle, weniger Krebstote und eine geringere Ausbreitung der Krankheit. Die meisten Studien sind noch nicht so weit gediehen. Doch es gibt auch sogenannte Zwischenziele. Wir können diese Zwischenziele dazu heranziehen, den Nutzen der in diesem Buch gemachten Vorschläge auszuwerten. Beispielsweise zeigt sich, wie Sie lesen werden, in der Forschung, daß der Östrogen- und der Insulinspiegel gesenkt, der IGF-1-Faktor (das ist der insulinähnliche Wachstumsfaktor) modifiziert und Körperfett reduziert werden kann und daß sogar bei Mammographien Änderungen zu erkennen sind.

Sie können es sich nicht leisten zu warten

Die vollständig getestete Brustkrebsvorbeugungsdiät wird noch ein Jahrzehnt auf sich warten lassen. Warum? Ernährungswissenschaftliche Versuche mit Menschen dauern sehr lange. Um schlüssige Ergebnisse zu erzielen, müßten mindestens tausend sehr stark risikogefährdete Frauen über einen Zeitraum von fünf Jahren oder länger beobachtet werden. Und die US-Regierung finanziert die meisten Studien nicht, die sich nicht nur auf eine einzige Umstellung der Eßgewohnheiten konzentrieren, wie z.B. eine Ernährung mit wenig Fett. Das bedeutet, daß man am Ende dieser fünf Jahre den Beweis hätte, daß ein einzelner Bestandteil oder ein einzelnes Ernährungskonzept Wirkung gezeigt haben, z.B. Sojaeiweiß oder Obst oder Gemüse. Aus diesem Grunde ist es jetzt so sinnvoll, ein Gesamtprogramm aufzustellen. Die Brustkrebsvorbeugungsdiät stellt ein ideales Grundgerüst bereit, in Ihrer Ernährung die Umstellungen, über die hier berichtet wird, vorzunehmen und deren Wirkung zu beobachten.

Die gesündere Brust

Durch die Milchgänge einer gesunden Brust fließt eine klare, gesunde Flüssigkeit, die in der Lage ist, den schädlichen Einflüssen giftiger Lebensmittel und Umweltchemikalien zu trotzen. Doch bei Frauen, die rauchen oder sich fettreich ernähren, wird diese Flüssigkeit dunkel und kann Giftstoffe enthalten, die das Brustkrebsrisiko erhöhen.

Es handelt sich um eine Seuche, die nur schlimmer werden kann

Seit 1940 ist die Brustkrebsrate um mindestens ein Prozent pro Jahr gestiegen. Es handelt sich hier nicht nur um eine amerikanische Seuche, sondern sie tritt auf der ganzen Welt auf und breitet sich von Japan bis Afrika immer weiter aus. Brustkrebs ist sogar weltweit die häufigste Krebstodursache bei Frauen. Das bedeutet, daß Ihr Risiko weiterhin steigen kann. Das Nationale Krebsinstitut der USA erklärt, es gebe keine Anhaltspunkte für eine Seuche. Doch Seuche ist definiert als ein untragbar hohes Niveau im Vergleich zu den aktuellen Weltstandards. Im Falle von Brustkrebs liegen die Raten in den Vereinigten Staaten bis zu zehnmal höher als in fernöstlichen Ländern.

Die Brustkrebsvorbeugungsdiät wirkt bei Milliarden anderer Frauen

In den Vereinigten Staaten müssen dreißig bis vierzig von hunderttausend Frauen damit rechnen, an Brustkrebs zu sterben. In Thailand und Sri Lanka liegt deren Anzahl erstaunlicherweise nur bei vier bis fünf! Nun könnte man einwenden, dies sei auf genetische Unterschiede zurückzuführen, doch dem ist nicht so. Wenn asiatische Frauen in die Vereinigten Staaten emigrieren, haben sie und ihre Töchter ein höheres Brustkrebsrisiko, das dem amerikanischer Frauen nahekommt. Wenn Frauen von Ländern mit hohem Brustkrebsrisiko in ein Land mit niedrigerem Brustkrebsrisiko übersiedeln, sinkt ihr Risiko. Es sind der Ernährungsstil und die körperliche Aktivität, die Milliarden von Frauen in Japan, China, Korea, Thailand und Afrika schützen.

Mit einer gesunden Ernährung können Sie nichts falsch machen

Nun könnte man argumentieren, daß es klüger wäre abzuwarten, was passiert. Diese Einstellung wäre richtig, wenn bei einer derartigen Ernährungsweise beträchtliche Risiken bestünden. Doch Sie können keinen anderen »Fehler« begehen, als sich auf eine viel gesündere Ernährung insgesamt *zu*zubewegen. Es hat sich allgemein gezeigt, daß die in der Brustkrebsvorbeugungsdiät enthaltenen Nährstoffe auch eine ganze Reihe anderer Krankheiten verhüten, von Herzkrankheiten und Schlaganfall bis zu anderen schwerwiegenden Krebserkrankungen, Diabetes und Fettleibigkeit. Ihr Gesundheitszustand kann sich nur bessern.

Es handelt sich um eine Wette, die Tausende amerikanischer Frauen, die an Brustkrebs erkrankt sind, abschließen

Für John Glaspy waren die Frauen, die sich freiwillig für seine Forschungsstudie zur Verfügung stellten, die engagiertesten Patienten, die er je kennengelernt hatte. Vielleicht wurden sie von seiner ansteckenden Begeisterung mitgerissen. Vielleicht liegt es aber auch daran, daß seine Ideen tatsächlich eine Wirkung auslösten. Kathy Owen sagte, im Sommer 1995 hätten Ärzte sie »nach allen Regeln der Kunst fertiggemacht«. Sie unterzog sich einer Chemotherapie, einer Lumpektomie (Knotenentfernung), einer Mastektomie (Brustamputation), einer Knochenmarktransplantation und einer Strahlentherapie. »Morgen ist mein fünfzigster Geburtstag«, erzählte sie mir, als wir miteinander sprachen. »Als die Diagnose gestellt wurde, glaubte ich nicht, daß ich ihn erleben würde. Doch nun feiere ich ihn, und ich fühle, daß ich an noch vielen weiteren Geburtstagen hier sein werde – weil ich etwas tue und weil ich vieles geändert habe.«

Die richtige Ernährung verstärkt die Wirkung brustkrebsvorbeugender Medikamente

Auch die besten Östrogenrezeptorblocker können Brustkrebs nicht ganz verhindern. Doch wenn Sie sich zudem gesund ernähren, trägt dies enorm dazu bei, Ihr Krebsrisiko noch weiter zu senken.

Ärzte verschreiben ihren Patientinnen bereits eine Brustkrebsvorbeugungsdiät. Viele Ärzte in den größeren amerikanischen Krebszentren glauben, daß es viel zu früh ist, Empfehlungen bezüglich einer brustkrebsvorbeugenden Diät für eine breite Öffentlichkeit auszusprechen. Paradoxerweise könnte es gleichwohl sein, daß dieselben Ärzte Ihnen, wenn Sie Patientin an einem der vielen Top-Brustkrebszentren zwischen New York und Los Angeles sind, eine Diät empfehlen, die der in diesem Buch beschriebenen ähnlich, wenn nicht sogar mit ihr identisch ist. Ein sehr ranghoher Arzt am Memorial-Sloan-Kettering-Krebszentrum sagte zu meiner Frau: »Ich sehe nichts in diesem Buch, das wir nicht selbst empfehlen.«

Lebensmittel sind viel angenehmer für Ihren Körper als Medikamente

Medikamente wirken stark auf einen spezifischen Punkt in der krebsverursachenden Sequenz ein und können daher auch starke Nebenwirkungen auslösen. Wenn Sie Ihre Ernährung umstellen, können Sie die Sequenz an vielen Stellen unterbrechen, ohne sich der Toxizität von Medikamenten auszusetzen.

Inspiriert von der verblüffenden Intuition Kathys und Deborahs und Dutzender anderer mutiger Freiwilliger, beschloß ich, für meine Frau auf Reisen zu gehen. Wir würden alle Forschungsberichte wie die Teile eines Puzzles auf unserem Wohnzimmertisch ausbreiten. Ich würde mir die nötige Zeit nehmen, über jedes einzelne Teil nachzudenken, und mit einer Antwort zu ihr zurückkehren. Seit ich diesen Entschluß faßte, habe ich wissenschaftliche Literatur aus der ganzen Welt durchforstet, Tausende von Papieren gelesen und die Laboratorien der prominentesten Wissenschaftler an den besten wissenschaftlichen Einrichtungen besucht, von Harvard und der UCLA bis zum Nationalen Krebsinstitut der USA. Courtney und ich haben zu Hause mit Hunderten verschiedener Lebensmittel und Lebensmittelzusammenstellungen experimentiert. Ich fand verblüffende neue Methoden, den Geheimnissen ernährungstechnischer Krebsvorbeugung auf den Grund zu gehen. Schließlich entdeckten wir die Schlüsselelemente einer brustkrebsvorbeugenden Diät. Sie ist genauso, wie wir sie uns vorgestellt hatten, und noch mehr – sie ist in der Lage, schnell und wirksam die Bruststruktur zu verändern und den Fluß der brustkrebsverursachenden Hormone im Körper vom allerersten Tag an umzulenken. Es ist eine abwechslungsreiche Diät, die Spaß macht und viele weitere Vorteile mit sich bringt – von der Vorbeugung vor Herzkrankheiten über den Aufbau stärkerer Knochen bis zum Abbau unerwünschten Körperfetts. Doch zunächst und vor allem ist es eine Diät, bei der Sie sich so gut fühlen werden wie noch nie. Diese Diät wurde sorgfältig so konzipiert, daß Ihre Laune steigt, statt zu sinken, wie es normalerweise der Fall ist, wenn Sie auf Essen, das Sie gern mögen, verzichten sollen. Sie werden auch herausfinden, daß die Diät hochgradig sättigend ist, was es viel leichter macht, unerwünschtes Fett loszuwerden. In den folgenden Kapiteln finden Sie eine vollständige Beschreibung der Lebensmittel, die Brustkrebs verursachen, sowie der wertvollen Lebensmittel, die Brustkrebs vorbeugen. Sie finden auch eine Reihe von Ernährungsplänen:

- einen Ernährungsplan für Frauen mit hohem Östrogenspiegel, d. h. für Frauen, die noch nicht in der Menopause sind
- einen Ernährungsplan für Frauen mit niedrigem Östrogenspiegel, d. h. für Frauen nach der Menopause
- einen Ernährungsplan für Brustkrebsüberlebende
- ein Intensivprogramm mit verschiedenen hochwirksamen Nahrungsergänzungsmitteln für Frauen mit hohem Risikofaktor
- Ernährungsrichtlinien für Ihre Töchter – je früher diese damit beginnen, desto größer sind ihre Chancen, diesen Krebs gänzlich zu verhindern.

Die Brustkrebsvorbeugungsdiät ist eine echte Primärprävention, ersetzt jedoch nicht die Sekundärprävention, d. h. das Aufspüren von Tumoren im frühesten Stadium. Das bedeutet, daß Selbstuntersuchung und Mammographie weiterhin eine entscheidende Rolle dabei spielen, das Risiko, an Brustkrebs zu sterben, zu senken.

Ob die Brustkrebsvorbeugungsdiät wirkt, können Sie zusammen mit ihrem Arzt selbst feststellen. Wenn Sie einen hohen Östrogen- oder Insulinspiegel haben, probieren Sie die Diät aus. Dann machen Sie nochmals einen Test, um zu sehen, ob Ihr Östrogen- oder Insulinspiegel gesunken ist. Falls ja, ist Ihre Diät erfolgreich, weil Sie die Umgebung, in der Brustkrebs entsteht, von einer für diesen günstigen in eine ungünstige umgewandelt haben.

Wie Brustkrebs entsteht

Der Mythos vom Eureka-Faktor

Viele Mediziner sind, was Brustkrebs betrifft, mit der Theorie des »einsamen Gewehrschützen« aufgewachsen, die darauf hinausläuft, ein einzelnes Ereignis, ein einzelner Giftstoff oder ein einzelnes Lebensmittel könne Krebs »verursachen«. Im Laufe der Jahre liest man Hunderte neuer Berichte über Lebensmittel, die mit einem höheren Brustkrebsrisiko in Zusammenhang gebracht werden. Es gab sehr viele Verdachtsmomente, von einer fettreichen Ernährung und rotem Fleisch bis hin zu Pestiziden in der Nahrung, aber sie alle waren für die Wissenschaftler letztlich enttäuschend. Warum? Was diese Forscher *wirklich* finden möchten, ist ein Lebensmittel, bei dem sich das Risiko um fünfhundert Prozent erhöht. Das wäre ein Eureka-Faktor ... ein Faktor, der fast mit Sicherheit Krebs *verursacht*. Doch leider kam keiner der genannten Faktoren über viel mehr als zwanzig oder dreißig Prozent Risiko hinaus – keine sehr beeindruckenden Zahlen. So kam es, daß viele Wissenschaftler und Ärzte die Idee einer Brustkrebsvorbeugungsdiät aufgaben.

Wie kann geklärt werden, welche Rolle ein Lebensmittel bei der Krebsentstehung spielt? Die Antwort lautet, daß viele Faktoren zusammenkommen müssen, damit sich ein Tumor bildet und wächst. Diese Faktoren werden nicht einfach zu einer giftigen Suppe zusammengerührt. Sie nehmen alle ordentlich ihren Platz in der Sequenz ein und sind Teil dieser Sequenz, die dazu führt, daß Krebszellen sich teilen und wachsen. Es gibt nicht das eine krebsverursachende Lebensmittel, sondern eine wohldefinierte Reihe von Lebensmitteln, die daran beteiligt sind. Wie eine Reihe von Dominosteinen, die fallen müssen, einer nach dem anderen, muß eine Reihe von Ereignissen eintreten, bevor ein Krebs sich entwickelt. Diese Kettenreaktion wird von überraschend wenigen Lebensmitteln ausgelöst, und es sind nur wenige Schritte erforderlich, sie abzuschwächen oder zu stoppen. Denn das Zusammenspiel dieser Faktoren kann einen verblüffenden Synergieeffekt erzeugen. Wo ein ernährungsbedingter Faktor allein nur sehr wenig ausrichten kann, können mehrere zusammen eine sehr schädliche oder stark schützende Wirkung haben. »Eine Risikoänderung zum Positiven kann nicht einem einzelnen Faktor zugeschrieben werden. Verantwortlich für eine Risikominderung ist wahrscheinlich die Umstellung des Ernährungskonzepts einer Frau insgesamt. Das bedeutet eine Ernährung mit viel Ballaststoffen, Obst, Gemüse und Bewegung und wenig Fett und Alkohol«, erklärt Steven Clinton vom Dana-Farber-Krebszentrum in Harvard.

In den ländlichen Gegenden Südafrikas z. B. liegt das Brustkrebsrisiko für Frauen bei vier zu hunderttausend und ist damit um etwa neunzig Prozent niedriger als bei amerikanischen Frauen. Diese südafrikanischen Frauen nehmen wenig Fett, viele Ballaststoffe und nur maßvoll Kalorien zu sich. Jeder dieser Faktoren allein bewirkt wenig und führte bei amerikanischen Frauen zu keinerlei Resultaten. Doch wenn man die Schutzwirkung aller drei Faktoren kombiniert, lassen sich bemerkenswerte, praktisch nicht zu überbietende Ergebnisse erzielen.

In diesem Kapitel wird die Abfolge der Ereignisse, die zu Brustkrebs führt, erklärt. Wie Sie sehen werden, gibt es nur etwa ein halbes Dutzend *Schritte*. Das ist eine gute Neuigkeit, denn wie wir bei den südafrikanischen Frauen gesehen haben, zielt jeder dieser Schritte potentiell darauf ab, durch richtiges

Essen Brustkrebs vorzubeugen – und die wirklich großartige Neuigkeit lautet, daß Lebensmittel TATSÄCHLICH bei jedem Schritt eingreifen können.

Bei der Krebsentwicklung unterscheidet man zwei Phasen. Die erste ist das Frühstadium, in der eine Zelle aufgrund eines genetischen Fehlers krebsartig wird. In der zweiten Phase werden Teilung, Wachstum und Ausbreitung dieser krebsartigen Zelle gefördert. Da Lebensmittel ihre stärkste Wirkung bei der Blockierung der Krebsförderung entwickeln, sehen wir uns diese Phase zuerst an.

Krebsförderung: Der Östrogeneffekt

Brustkrebs wird als »hormongesteuerter« Tumor bezeichnet. Das bedeutet, daß Tumorbildung und -wachstum durch körpereigene Hormone angeregt werden. Bei Brustkrebs ist es das Hormon Östrogen, das Tumorbildung und -wachstum wesentlich steuert. In einem ausgewogenen Verhältnis ist Östrogen jedoch ein enorm gesundes Hormon.

Wir kennen Östrogen in erster Linie von seiner Wirkung auf die sekundären Geschlechtsmerkmale der Frau, von der Gebärmutterbildung und der Verdickung der Scheidenhaut bis zur Entwicklung der Brust. Auch fördert Östrogen in mehrfacher Hinsicht die Erhaltung der Gesundheit. Östrogen schützt das Herz, indem es mehr gute und weniger schädliche Cholesterine erzeugt, und hält die Blutgefäße geschmeidig, so daß sie mit zunehmendem Alter nicht starr werden. Östrogen unterstützt die Absorption von Kalzium aus dem Blutkreislauf und schützt so gegen Knochenschwund. Im Harntrakt trägt Östrogen dazu bei, die Außenmembran von Harnröhre und Blase in gutem Zustand zu erhalten und damit Infektionen zu verhindern. Östrogen regt die Speicherung von Wasser und Öl in der Oberhaut an, wodurch die Haut weich und jugendlich bleibt. Wissenschaftler beginnen gerade erst zu entdecken, daß Östrogen mit Nervenwachstumsfaktoren interagiert und die Gehirnzellen vor Abbau schützt. Bei Untersuchungen an Tieren zeigte sich, daß mit Hilfe von Östrogen die Zahl der Verbindungen zwischen den Gehirnzellen, die für Denken, Bewegung, Instinktreaktionen und Lernen verantwortlich sind, steigt. Darüberhinaus unterstützt Östrogen das Gehirn beim Einprägen neuer Erinnerungen.

Obwohl wir von Östrogen sprechen, als wäre es ein einziges Hormon, gibt es in Wirklichkeit mehrere unterschiedliche Östrogenarten. Für die Lektüre dieses Buches sollten Sie sich die Schlüsseldefinitionen für starke und schwache, für gute und schädliche und für chemische Östrogene merken. Östradiol wird in diesem Buch als »starkes Östrogen« behandelt. Es ist das wichtigste und stärkste natürliche Östrogen, das der Körper produziert. Es gibt auch »schwache Östrogene«, die ein Gegengewicht zu den »starken Östrogenen« bilden. »Schwache Östrogene« werden auch »pflanzliche Östrogene« genannt, da sie in Sojabohnen und Leinsamen vorkommen. Das Strang-Krebsvorbeugungszentrum in New York City hat auch die Idee von den »guten« und »schädlichen« Östrogenen populär gemacht. Sie werden lesen, daß Östrogene »gut« oder »schädlich« werden, wenn der Körper sie zur Ausscheidung aufbereitet, nachdem sie ihren Zweck erfüllt haben. Auf dem einen Ausscheidungsweg werden »gute«, auf dem anderen »schädliche« Östrogene erzeugt. Dies wird im Kapitel »Schritt 3: Produzieren Sie gute Östrogene« ausführlich erklärt. Im Moment ist es wichtig, im Gedächtnis zu behalten, daß es starke und schwache sowie gute und schädliche Östrogene gibt. Die starken und schwachen Östrogene sind die aktiven Östrogene, die im Blutkreislauf zirkulieren. Gute und schädliche Östrogene sind Abfallprodukte. Chemische Östrogene sind genau das: Chemikalien aus der Umwelt, speziell Pestizide, die sich im Körper wie richtige Östrogene verhalten. Und schließlich gibt es noch »Anti«-Östrogene. Dabei handelt es sich um Medikamente wie Tamoxifen und Raloxifen, welche die Östrogenwirkung in der Brust vollkommen ausschalten.

Allen Östrogenen ist eines gemeinsam: Um wirken zu können, müssen sie an einen Rezeptor andocken. Rezeptoren sind »Schalter«, die biologische Systeme einschalten, so wie ein elektrischer Schalter das Licht einschaltet. Doch es gibt ein paar wichtige Unterschiede. Der erste besteht darin, daß der Rezeptor nur von einem Molekül eingeschaltet werden kann, das ganz genau in den Rezeptor paßt, wie ein Schlüssel in ein Schloß. In diesem Fall ist der Schlüssel das Östrogen. Denken Sie an die verschiedenförmigen Bauklötze, mit denen Kinder spielen und die unterschiedlich geformte Löcher zum Zusammenstecken haben: rund, quadratisch, rechteckig usw. Stellen Sie sich einen Östrogenrezeptor als dreieckiges Loch vor. Nur Östrogene in Dreiecksform mit exakt der gleichen Größe passen hinein. Ein quadratischer oder runder Klotz hätte keine Chance. Das heißt, daß Östrogen in den Rezeptor paßt, andere Hormonarten jedoch nicht.

Östrogen wirkt seine vielfältigen Wunder, weil Gehirn, Knochen, Haut, Herz, Gebärmutter und Dutzende anderer Körperteile über solche Östrogenrezeptoren verfügen. Wenn es so viele wunderbare Eigenschaften hat – wie könnte Östrogen dann je als schädlich gelten? Es gibt einen anderen Teil des Körpers, der voller Östrogenrezeptoren ist, die Östrogen aus dem Blutkreislauf saugen. Das ist die Brust. Wenn zu viele starke, schädliche oder chemische Östrogene an diese Rezeptoren in der Brust gelangen, steigt das Krebsentstehungspotential.

Die Anatomie der Brust

Die ausgereifte weibliche Brust besteht aus Millionen winziger milchproduzierender Drüsen. Von diesen Drüsen fließt die Milch in Milchgänge, die zur Brustwarze führen. Diese milchproduzierenden Drüsen und die Milchgänge haben eine Innenverkleidung. Stellen Sie sich für einen Moment die Fliesen vor, mit denen die Wände eines Tunnels oder eines antiken Aquädukts ausgekleidet sind. So wie diese Keramikziegel kleidet eine bestimmte Zelle, die Epithelzelle, die Innenflächen der Milchdrüsen und Milchgänge aus. Hier liegt, wie wir sehen werden, das Problem.

Was Östrogen bewirkt

Östrogen wirkt direkt auf die Epithelzellen an den Milchdrüsen und -gängen in der Brust, indem es sich an deren Rezeptoren hängt. In diesen Milchgangzellen entwickelt sich der Krebs. Östrogen regt diese Zellen dazu an, sich öfter und schneller zu teilen und Tausende neuer Zellen zu bilden. Das geschieht, indem viele für Wachstum und Vermehrung verantwortliche Gene »eingeschaltet« werden. Jedesmal, wenn die Zellen sich teilen, besteht die Möglichkeit, daß ein Fehler gemacht wird, der zu krebsartigen Veränderungen in der Zelle führt. Große Östrogenmengen animieren diese Zellen dazu, sich noch schneller zu teilen, zu vermehren und zu wachsen. Dies erfolgt über die Beschleunigung der »Zyklusuhr« der Zelle. Das heißt, jede Zelle hat eine genetische Uhr, die vorgibt, wie schnell oder langsam sie wächst und sich reproduziert. Große Östrogenmengen lassen diese Uhr schneller laufen. Handelt es sich dabei um krebsartige Zellen, so benötigen sie einen Treibstoff, um sich teilen und gedeihen zu können, und dieser Treibstoff ist das Östrogen.

Folgen wir dem Weg des Östrogens von dem Zeitpunkt, wo es produziert wird, auf seiner Reise durch den Blutkreislauf zu den Östrogenrezeptoren bis zu dem Moment, wo es schließlich die DNA beeinflußt. Denken Sie daran, daß Nahrungsmittel jeden dieser Prozesse wirkungsvoll stoppen können. Wie, werden wir im nächsten Kapitel sehen.

Überschüssiges Östrogen

Eierstöcke, Nebennieren und Fettzellen sind die wichtigsten Östrogenerzeugungsstellen. Wenn die Produktion auf hohen Touren läuft, werden große Mengen davon in den Blutkreislauf abgegeben, und dadurch steigt das Brustkrebsrisiko. Sehen wir uns die Beweise an. Forscher an der Universität von New York (NYU) maßen den Östrogenspiegel von Frauen, lange bevor diese an Brustkrebs erkrankten. Jahre später kam bei dieser NYU-Frauen-Gesundheitsstudie heraus, daß bei den Frauen, die nach der Menopause an Brustkrebs erkrankten, ein wesentlich höherer Östrogengehalt im Blut gemessen worden war als bei denen, die keinen Krebs hatten. Eine Studie chinesischer Frauen zeigte, daß deren Brustkrebsrisiko um so höher war, je höher der Östrogenspiegel lag. Auch haben amerikanische Frauen, in deren Familie Brustkrebs auftrat, einen höheren Östrogenspiegel. Und sehen Sie sich nun die Schutzwirkung auf Frauen an, die sehr wenig Östrogen produzieren. Bei Frauen, die sich einer totalen Gebärmutterentfernung unterzogen, bevor sie vierzig Jahre alt waren, lag die Brustkrebshäufigkeit um beeindruckende fünfundsiebzig Prozent niedriger. Da ihre Eierstöcke entfernt worden waren, produzierte ihr Körper nur sehr wenig Östrogen. Das sind nur ein paar Beispiele. Insgesamt gibt es fast hundert gute Studien, die einen hohen Östrogenspiegel mit einem hohen Brustkrebsrisiko in Verbindung bringen ... und einen niedrigen Östrogenspiegel mit einem geringen Risiko. Wie stark das Krebsrisiko steigt, hängt auch von der Art des Östrogens ab, das sich an die Östrogenrezeptoren in der Brust hängt. Sehen wir uns nun die verschiedenen Östrogenarten, die zu einem höheren Brustkrebsrisiko führen können, näher an.

Starke Östrogene

Denken Sie daran, daß Östrogen, wenn man es sich als dreieckigen Block vorstellt, in einen dreieckigen Rezeptor passen muß. Stellen Sie sich diesen Block als eine Batterie vor. Das stärkste Östrogen, Östradiol, kann die Stärke einer großen Autobatterie haben – und das Krebsrisiko stark steigen lassen. Warum? Wenn Östradiol an den Östrogenrezeptor ankoppelt, löst es in der Brustzelle ein starkes Wachstumssignal aus. Andere Östrogene können die Stärke einer kleinen Taschenlampenbatterie haben. Schwache Östrogene können die Stärke einer ganz kleinen Batterie wie für Fotoapparate haben. Je stärker das Östrogen, desto höher sein krebsförderndes Potential. Sehr schwache Östrogene können sogar vor Krebs schützen, indem sie den Zugang zum Rezeptor blockieren, so daß starke Östrogene sich nicht einklinken können. Im wesentlichen funktioniert das so, daß alle dreieckförmigen Löcher von dem schwächeren Östrogen ausgefüllt werden und kein Platz mehr für starke Östrogene bleibt. Somit wird nur sehr wenig Kraft an die Zelle abgegeben, und das Signal, das die DNA der Zelle erreicht, ist schwach und bedingt ein nur sehr geringes Zellwachstumspotential.

Chemische Östrogene

Natürliche und pflanzliche Östrogene sind nicht die einzigen, die sich an die Rezeptoren in der Brust hängen können. Bestimmte synthetische Östrogene können das ebenfalls. Pestizide in unserer Nahrung und in unserem Trinkwasser, sogenannte chemische Östrogene, können das biologische Verhalten von Östrogenen nachahmen. Sie haben die gleiche »Dreiecksform« wie körpereigene natürliche Östrogene. In ihrer molekularen Zusammensetzung sind sie den natürlichen Östrogenen so ähnlich, daß der Östrogenrezeptor keinen Unterschied zwischen den beiden erkennen kann. Diese chemischen Östrogene klinken sich direkt in die Östrogenrezeptoren ein und regen die Zellen in den Milchgängen zu Teilung und Wachstum an, genauso, wie wirkliche Östrogene es tun. Obwohl sich nur winzige Mengen dieser Pestizide in unserer Nahrung und in unserem Wasser befinden, können sie sich in der Brust zu hochgiftigen Konzentrationen verdichten. Wie? Wir haben gesehen, daß die Brust aus Milchgangzellen besteht, die von Fettzellen umgeben sind und von diesen gestützt werden. In diesen Fettzellen können Chemikalien sich zu einem giftigen Niveau konzentrieren. Beispielsweise nimmt die Brustfettzelle eine Form des Pestizids DDT aus dem Blutkreislauf auf und speichert es in bis zu siebenhundertfach höherer Konzentration als im Blut.

Schädliche Östrogene

Am Schluß wird das Östrogen vom Körper ausgeschieden. Um das Östrogen leichter loszuwerden, wandelt der Körper es in unterschiedliche Ausscheidungsformen um – und welche Form Ihr Körper wählt, kann darüber entscheiden, ob Sie an Brustkrebs erkranken oder nicht, sagen Wissenschaftler am Strang-Krebsvorbeugungszentrum in New York. Die Produkte dieser Aufspaltung sind »gute« und »schädliche« Östrogene, ähnlich dem »guten« und »schädlichen« Cholesterin in Ihrem Blut. Es scheint, daß gute Östrogene vor Brustkrebs schützen, wohingegen schädliche Östrogene eine bedeutende Rolle bei der Auslösung der Krebsentstehung spielen können. Bestimmte Nahrungsmittel können die Menge an »gutem« Östrogen, das Sie produzieren, erhöhen. Unter japanischen Frauen, die Brustkrebs hatten, kam es bei denen mit hohen Mengen »guten« Östrogens nicht zu einer Ausbreitung in die Lymphknoten. Bei den Frauen mit wenig »gutem« Östrogen waren auch die Lymphknoten befallen. Weiter unten finden Sie ein ganzes Kapitel über gute und schädliche Östrogene.

Recycelte Östrogene

Östrogen zirkuliert weniger als einen Tag im Blutkreislauf und wird dann durch die Leber zur Ausscheidung in den Darm transportiert. Wenn das Östrogen einmal im Darm ist, ist Schluß, sollte man meinen. Leider kann Östrogen aus dem Darm wieder in den Blutkreislauf aufgenommen werden, was zu einem höheren Östrogenspiegel im Blut führen kann. Das passiert, wenn zuwenig Ballaststoffe vorhanden sind, die das Östrogen binden und aus dem Darm transportieren.

Freie Östrogene

Das meiste Östrogen wird von den Eierstöcken und den anderen Orten, wo es produziert wird, auf einem sogenannten Trägermolekül in den Blutkreislauf transportiert. Sie können sich das Östrogen als Dreiecksblock vorstellen, der auf einen Frachtkahn gebunden ist, der ihn einen Fluß hinuntertransportiert; er treibt nicht selbst frei auf dem Fluß. Nur »freies« Östrogen kann an einen Östrogenrezeptor in der Brust andokken. Je höher der Anteil freier Östrogene im Blut, desto höher das Brustkrebsrisiko. Das Östrogen kann sich in der Brust nicht an einen Rezeptor klinken, solange es an einem Träger hängt. Die fachwissenschaftliche Bezeichnung für den Träger lautet SHBG (sexualhormonbindendes Globulin). Wir werden sehen, daß eine bedeutsame Möglichkeit der Risikominderung darin besteht, mehr Träger zu bilden, die mehr freie Östrogene binden.

Antiöstrogene

Dabei handelt es sich um Medikamente wie Tamoxifen und Raloxifen (das letztere ist in Deutschland unter dem Namen Evista im Handel). Sie unterbrechen die Östrogenwirkung dramatisch, indem sie den Zugang aller Östrogene zum Östrogenrezeptor blockieren, so daß in der Brustzelle kein Wachstumssignal gegeben wird.

Längere Ausschüttung von Östrogenen

Ein hoher Östrogenspiegel ist nur eine Möglichkeit der Risikosteigerung. Die andere Möglichkeit ist eine Verlängerung der Gesamtzeit, der man Östrogen im Laufe eines Lebens ausgesetzt ist. Je mehr Jahre Sie Ihre Menstruation haben, desto höher das Krebsrisiko. Sowohl eine frühe Menarche (erste Regelblutung) als auch eine späte Menopause schaffen Jahre erhöhter Östrogenausschüttung. Mädchen mit sehr früher Menarche (jünger als vierzehn) haben ein um dreißig Prozent höheres Krebsrisiko. Frauen mit später Menopause (ab fünfundfünfzig) haben ein um fünfzig Prozent höheres Brustkrebsrisiko als Frauen, die in die Wechseljahre kommen, bevor sie fünfundvierzig sind. Der faszinierendste Beweis dafür stammt von katholischen Nonnen, die vor über dreihundert Jahren in Europa untersucht wurden. Bei diesen Nonnen lag die Brustkrebsrate wesentlich höher als bei verheirateten Frauen mit Kindern. Die damalige Untersuchung erfolgte natürlich nicht wegen des Östrogenspiegels und war auch nicht wissenschaftlich-systematisch. Doch wir erkennen im nachhinein, daß der ununterbrochene Östrogenfluß die Krebsursache war.

Auch Frauen, die kürzere Menstruationszyklen haben, sind Östrogen in höherem Maße ausgesetzt, da dies zu einer größeren Anzahl von Zyklen im Laufe eines Lebens führt und daher dazu, daß diese Frauen dem Östrogen im Laufe ihres Lebens länger ausgesetzt sind. Was aber bedingt kürzere Zyklen? Eine der großen Fragen, die viele Frauen nach der Erstveröffentlichung dieses Buches an mich herantrugen, war, ob Streß das Brustkrebsrisiko erhöhen könne. Eine im *American Journal of Epidemiology* veröffentlichte Studie zeigte, daß bei Frauen, die einer anstrengenden Arbeit nachgingen, die Wahrscheinlichkeit kürzerer Menstruationsperioden zweimal so hoch war wie bei Frauen mit einer streßfreien Arbeit. Diese Untersuchung basierte auf der California Women's Reproductive Health Study (Gesundheitsstudie kalifornischer Frauen in bezug auf die Fortpflanzung).

Faktoren, welche die Östrogenwirkung verstärken

Wenn das Östrogen seine Reise von den Eierstöcken durch den Blutkreislauf zum Rezeptor abgeschlossen hat, ist das Spiel noch lange nicht zu Ende. Die einzige Möglichkeit für das Östrogen, seine Wirkung zu entfalten, besteht darin, sich an einen Rezeptor zu hängen. Einmal dort angekoppelt, kann das Signal enorm verstärkt werden und so zu einem bedeutend höheren Brustkrebsrisiko führen. Ein sogenannter Verstärkereffekt entsteht. Das heißt, daß die Kräfte, die mit dem Östrogen an den Rezeptor gelangen, verstärkt werden können, so daß die endgültige Wirkung auf das Zellwachstum gewaltig sein kann. Wir werden sehen, daß die Fette, die Sie essen, den Grad des Verstärkereffekts bestimmen.

Das Frühstadium von Krebs: Auslöser

Bisher haben wir gesehen, welche Rolle Östrogen als Treibstoff spielt, der die Zellen dazu veranlaßt, sich zu teilen und zu wachsen. Doch etwas muß noch »auf den Auslöser drükken«, um die Veränderungen in der Zelle einzuleiten, die diese krebsartig werden lassen. Wenn Wissenschaftler davon sprechen, daß sie nach der »Ursache« von Brustkrebs suchen, dann suchen sie in Wirklichkeit nach irgendeiner Substanz oder einem Gift, das die Zell-DNA schädigt. Die DNA kann man sich als Blaupause vorstellen, die alle Anweisungen für den kompletten Aufbau, die Versorgung und Instandhaltung aller Teile des menschlichen Körpers enthält. Doch die DNA ist weit mehr als eine reine Blaupause; sie ist auch der Chefarchitekt und Bauunternehmer, der die Bauteile für alle Elemente aller Körperzellen fertigt.

Die komplette DNA umfaßt das Äquivalent von fünfhunderttausend Schreibmaschinenseiten. Stellen Sie sich diese halbe Million Seiten auf einer Computerdiskette vor, und stellen Sie sich vor, daß diese Diskette ständig chaotischen Stromstößen ausgesetzt ist, vierundzwanzig Stunden am Tag, sieben Tage die Woche, Jahr für Jahr über rund achtzig Jahre – ohne daß es zu einem einzigen Rechtschreibfehler oder Datenverlust kommen soll, während sie von Zehntausenden von Computerbedienern benutzt wird. Ein fehlerfreies Funktionieren ist einfach nicht möglich, und das ist das Problem bei der DNA. Sie ist den ganzen Tag lang mörderischen Angriffen ausgesetzt. Diese Blaupausen werden bis zu tausendmal täglich durch Gifte, die sich in unserer Umwelt und in den Nahrungsmitteln, die wir essen, befinden, durcheinandergebracht. Um sich selbst zu schützen, verfügt die DNA über einen riesigen Reparaturtrupp, der die Schäden repariert. Dieser Reparaturtrupp muß den einen Fehler unter einer Milliarde Operationen ausfindig machen und in Ordnung bringen. Sollte der Reparaturtrupp jedoch von starken Karzinogenen außer Gefecht gesetzt werden – oder sollte der Schaden so verheerend sein, daß er nicht repariert werden kann –, programmiert die beschädigte DNA eine normale Zelle neu und verwandelt sie in eine Krebszelle.

Ärzten wurde traditionell beigebracht zu glauben, daß ein einzelner »Störfaktor« der Auslöser für den Fehler ist, der zu Krebs führt. Doch was Brustkrebs betrifft, könnte nichts weiter von der Wahrheit entfernt sein. Die sich herauskristallisierende neue Annahme lautet, daß es *viele* Mutationen und genetische Defekte gibt. Bei den gutartigsten Krebsarten liegt mindestens ein halbes Dutzend Fehler vor. Bei den ernstesten und aggressivsten Krebsarten treten bis zu *fünfzig* Fehler auf. Jeder davon kann von einer anderen krebsverursachenden Substanz herrühren. Wenn Wissenschaftler die DNA betrachten, sehen sie ein klar erkennbares Muster von Störungen, das charakteristisch für Umweltschäden ist. Das am häufigsten geschädigte Gen ist dasjenige, das als P53 bezeichnet wird. Doch die Schädigungsmuster differieren stark von einer Frauenpopulation zur anderen. Es ist daher wahrscheinlich, daß Frauen in Österreich unter einer ganz anderen Form von Schädigung leiden als Frauen in Los Angeles oder Australien. Daher ist es sehr schwierig, die Krebsentstehung auf nur einem Weg zu verhindern. Doch ein neues Konzept ist aufgetaucht – ein Gesamtmaßstab für die tägliche Belagerung, der die DNA ausgesetzt ist. Es trägt den Namen »oxidativer Streß«.

»Oxidativer Streß« klingt ziemlich harmlos, bedeutet jedoch folgendes: Elemente im Körper, die freie Radikale genannt werden, sind verantwortlich für die Zellschädigung, zu der es beim Altern, bei Herzkrankheiten, Krebs und den meisten Abbauerkrankungen kommt ... ungeachtet des eigentlichen, ursprünglichen Gifts. Diese freien Radikale unterbrechen und zerhacken die DNA in rasantem Tempo. Je mehr freie Radikale sich zusammenscharen und die DNA schädigen, desto höher der »oxidative Streß«. Innerhalb des Körpers gehen die freien Radikale aus dem Fettstoffwechsel hervor. Äußere Quellen reichen von Sonnen- und Ionenstrahlung bis zu Zigarettenrauch, Luftverschmutzung, Schwermetallen, Ozon, organischen Lösungsmitteln, Pestiziden und Lebensmittelzusatzstoffen. Um es auf den Punkt zu bringen: Forscher können in der Brust von an Brustkrebs erkrankten Frauen tatsächlich ein höheres Ausmaß an oxidativem Streß feststellen als bei Frauen, die keinen Krebs haben.

Kurz gesagt können wir also nicht bestimmte Lebensmittel oder Gifte isolieren, die zu Brustkrebs führen, doch wir können den oxidativen Streß messen. Je geringer der oxidative Streß, desto niedriger das Krebsrisiko, und bestimmte Lebensmittel reduzieren ihn drastisch. Das folgende Kapitel beschäftigt sich zunächst damit, wie die Östrogenwirkung unterbrochen werden kann, und danach mit der Abwehr von oxidativem Streß.

Wie man mit Nahrungsmitteln Brustkrebs vorbeugen kann

Chemoprävention

Bei der Behandlung von Krebs gibt es vier Standardmöglichkeiten: Bestrahlung, Chemotherapie, Operation und biologische Therapie. Nun taucht gerade eine neue und weit wichtigere Technik auf – die Chemoprävention. Diese ermöglicht es, zunächst die Krebsentstehung zu verhindern oder einen vorklinischen Krebs zu behandeln. Vielen von Ihnen ist diese Idee vertraut von Pap-Abstrichen, die im Labor als abnormal, aber nicht krebsartig getestet wurden. Sie können »Dysplasien« (Fehlbildungen, -entwicklungen) aufweisen, jedoch keinen Krebs. Eine Frühbehandlung verhindert Krebs. Wir wissen, daß Brustkrebs dreiunddreißig Jahre brauchen kann, bis er sich entwickelt. Die meiste Zeit davon ist er unsichtbar und mit Standardmethoden nicht zu entdecken. Zum Beispiel haben vierzig Prozent der Frauen zwischen vierzig und fünfzig kleine Krebstumoren in ihrer Brust, die nicht entdeckt werden; dies ergaben Autopsieberichte über Frauen, die aus anderen Gründen starben. Erst wenn der Tumor die Größe von einer *Milliarde* Zellen erreicht hat, ist er bei einer Mammographie zu entdecken; das ist die kleinste Größe, die ein Radiologe erkennen kann, doch auf das Krebswachstum bezogen, ist das einfach gewaltig. Ich möchte Ihnen mit diesem Buch helfen, die Biologie Ihrer Brust zu verändern und ein äußerst ungünstiges Klima für die Krebsentstehung zu schaffen. Hier lesen Sie, wie.

Krebs wird oft mit einer Vielzahl chemischer Mittel behandelt, die darauf abzielen, so mannigfach wie möglich in den Lebenszyklus des Krebses einzugreifen. Aufgrund unserer großen Alltagsvertrautheit mit Lebensmitteln neigen wir dazu, ihre Fähigkeit, wie Medikamente zu wirken, zu unterschätzen. Doch sehen Sie sich die Beweise an, wie Lebensmittel die Krebsentwicklung beeinflussen können. Sie können:

- hormonelle Wege der Krebsverursachung unterbrechen
- das genetische Material der DNA reparieren
- schädliche Chemikalien deaktivieren
- Enzyme, die chemische Reaktionen steuern, außer Kraft setzen
- mutierende Zellen säubern
- oxidativen Streß durch Antioxidantien abwehren
- das Tumorwachstum hemmen

Im Grunde verfügen Sie damit über einen kompletten Werkzeugkasten, um einen Krebs zu stoppen, bevor er ausbricht. Und für die Krebsbekämpfung braucht man einen großen Werkzeugkasten.

Dieses Kapitel zeigt Ihnen, wie Sie mit den richtigen Nahrungsmitteln die Östrogenwirkung Schritt für Schritt abblokken können. Denken Sie daran, daß das Schlüsselprinzip der Krebs-Chemotherapie in der Verwendung mehrerer unterschiedlicher Mittel besteht, die das Krebszellenwachstum an verschiedenen entscheidenden Stellen drosseln sollen. Dasselbe Verfahren kann angewandt werden, *bevor* eine Zelle krebsartig wird, indem mehrere Mittel eingesetzt werden, um die vielen Östrogene, die durch den Blutkreislauf fließen und sich an die Östrogenrezeptoren in der Brust hängen, zu blockieren.

Sie werden sehen, daß viele dieser Schritte mit mehr als einer Ernährungsstrategie angepeilt werden können. Manche Maßnahmen, wie eine Ernährung mit vielen Ballaststoffen oder wenig Fett, haben Einfluß auf mehr als einen Schritt, da sie mehr als eine Antikrebswirkung haben. Jede dieser Methoden wird in einem eigenen Kapitel ausführlich behandelt. In diesen Kapiteln kommt viel Wissenschaftliches vor. Lassen Sie sich dadurch nicht abschrecken. Am Schluß läuft alles darauf hinaus, daß die Östrogenwirkung abgeschwächt und Krebsauslöser blockiert werden sollen. Wie Sie im letzten Teil des Buches sehen werden, ist die Diät selbst ziemlich einfach. Ich beziehe die Wissenschaft mit ein, weil Wissen zu ungeheurer Macht führt und weil es Ihnen so möglich ist, Ihre Diät umzustellen und anzupassen, wenn neue Entdeckungen gemacht werden. Je mehr Sie darüber wissen, was Sie mit Ihrem Körper tun, desto wahrscheinlicher werden Sie Erfolg dabei haben.

Bremsen Sie die Östrogenproduktion

Wie brauchbar ist die Idee, die Östrogenwirkung abzuschwächen? R. L. Prentice schätzt in *Cancer Causes and Control*, daß eine Reduzierung des Hauptöstrogens Östradiol Brustkrebs um das Vier- bis Fünffache zurückgehen läßt. Mit anderen Worten, kleine Veränderungen des Östrogenspiegels können große Auswirkungen auf das Krebsrisiko haben. Werfen wir einen Blick auf die wirksamsten Schritte.

Fettarme Ernährung

Fettarme Kost wird in den Ländern mit den niedrigsten Brustkrebsvorkommen gegessen, z.B. in China, Japan und Singapur. In Ländern mit einer fettreicheren Ernährung – darunter England, Schottland, Wales und Finnland – tritt Brustkrebs häufiger auf. So hatten z.B. finnische Frauen, die sich fettreicher ernährten, einen höheren Östrogenspiegel als asiatische Frauen – und weit höhere Brustkrebsraten. Tatsächlich ist der einzige gemeinsame Nenner bei asiatischen Frauen mit geringem Brustkrebsrisiko ein niedriger Östradiolspiegel. Denken

Sie daran, daß Östradiol das wichtigste und stärkste natürliche Östrogen ist. Eine fettreiche Ernährung läßt die Östradiolerzeugung um dreißig Prozent steigen. Bei Dutzenden von Tierversuchen war fettreiche Ernährung eine Triebfeder für die Entstehung von Krebs. Doch der Zusammenhang zwischen wenig Fett und einem niedrigen Östrogenspiegel ist nicht nur eine Beobachtung, sondern etwas, das im tatsächlichen Leben auftritt. Das *British Journal of Cancer* berichtete, daß eine um fünfzehn Prozent fettärmere Ernährung bei zweijähriger strikter Befolgung zu einer zwanzigprozentigen Senkung des Östradiolspiegels führte.

Ballaststoffreiche Ernährung

Hand in Hand mit einer fettarmen geht eine ballaststoffreiche Ernährung. Das Lippenbekenntnis der Amerikaner zu Ballaststoffen ist groß, doch im Vergleich zum Weltstandard essen sie verschwindend wenig davon. Als die American Health Foundation sich bemühte, den Ballaststoffverzehr erheblich anzukurbeln, war sie selbst überrascht über die Ergebnisse: Je mehr Weizenkleie die Patientinnen aßen, desto niedriger war ihr Östrogenspiegel. Nach nur zwei Monaten mit zwanzig Gramm Weizenkleie-Zusatz ging das Östradiol wesentlich zurück. Doch die Kombination von vielen Ballaststoffen mit wenig Fett ist eine ganz besonders wirksame Medizin. Afro-Amerikanerinnen haben einen weit höheren Östrogenspiegel als kaukasische Frauen. Dafür ist ihre fettreiche, ballaststoffarme Ernährung verantwortlich. Ärzte an der Tufts-Universität verordneten Afro-Amerikanerinnen eine Diät mit vierzig Gramm Ballaststoffen und nur zwanzig Gramm Fett pro Tag. Das Östradiol fiel um achteinhalb Prozent; Östrogensulfat, das häufigste Östrogen, sank um zweiundzwanzig Prozent. Dieselbe ballaststoffreiche, fettarme Ernährung wirkt Wunder bei Millionen von Frauen, die versuchen, überschüssiges Körperfett abzubauen.

Bauen Sie Körperfett ab

Überschüssiges Körperfett arbeitet wie eine riesige Östrogenfabrik. Je mehr Fettzellen existieren und je größer diese sind, desto mehr Östrogen produzieren sie. Bei den vielen Frauen, die zunehmen, steigt bei denjenigen, wo dies »oben«, also an Brust und Oberbauch, der Fall ist, das Risiko am stärksten. Es besteht ein Zusammenhang zwischen Fettleibigkeit und niedrigerer Überlebensrate krebskranker Frauen. Je weniger Körperfett Sie haben, desto weniger Östrogen produzieren Sie. Bei der Untersuchung japanischer Frauen stellten Wissenschaftler die Hypothese auf, daß ein großer Teil des geringeren Krebsrisikos, den sie in einer fettarmen Ernährung sehen, einfach von weniger Körperfett und damit weniger Östrogen herrührt. Besonders als Erwachsene ist es wichtig, wenig Körperfett zu haben. Gewichtszunahme vom frühen Erwachsenenalter an könnte der Grund für ein Drittel der Brustkrebs-Neuerkrankungen nach der Menopause sein.

Senken Sie den Insulinspiegel

Insulin wurde erst vor kurzem mit Brustkrebs in Zusammenhang gebracht. Insulin fördert die Östrogenwirkung beträchtlich. Es wirkt wie ein Östrogen mit halber Stärke und regt wie Östrogen die Zellteilung an. Das mag nicht besonders beeindruckend klingen, doch Östrogen und Insulin haben einen Synergieeffekt und stimulieren die DNA, ihre Zellwachstums- und Teilungsmeldungen zu kopieren. Das ist noch ein weiteres Beispiel dafür, wie eins und eins weit mehr als zwei ergibt. Ein Insulinsyndrom hängt oft davon ab, wo sich das Fett ablagert. Wenn Sie eine »Apfelform« haben, also überschüssiges Körperfett oberhalb der Hüften, besteht das Risiko eines hohen Insulinspiegels. Im Gegensatz dazu steht die »Birnenform«, bei der das überschüssige Fett unterhalb der Hüften, also an den Oberschenkeln und am Gesäß sitzt. Eine stärke- und zuckerreiche Ernährung läßt den Insulinspiegel steigen. Man bezeichnet das als Ernährung mit hoher Glukosebelastung. Da der Körper mit der enormen »Belastung« an Zucker, die durch eine derartige Ernährung ins System strömt, nicht fertigwird, schüttet er zu seiner Verteidigung gleich hohe Mengen des Hormons Insulin aus. Frauen, die um den Oberbauch herum Körperfett ansetzen, nehmen gewöhnlich große Glukosemengen zu sich und leiden an einer übermäßigen Insulinproduktion. Da ein hoher Insulinspiegel die Östrogenwirkung so stark fördert, ist es wichtig, den Insulinspiegel zu senken, um sich vor Krebs zu schützen und um gleichzeitig das Gewicht zu kontrollieren. Im Kapitel »Schritt 4: Senken Sie den Insulinspiegel« erfahren Sie, wie.

Schränken Sie den Alkoholkonsum ein

Ob Sie nur gemäßigt oder sehr viel Östrogen produzieren, Alkohol ist ein Faktor, der jede Östrogenmenge auf ein noch höheres Niveau bringen kann. Viele Untersuchungen belegen, daß Alkohol einer der Hauptrisikofaktoren ist. Das Brustkrebsrisiko steigt um elf Prozent pro Drink und Tag. Bei vier Drinks täglich steigt das Risiko um vierundvierzig Prozent.

Aromatasehemmer

Diese Medikamente können die Östrogenproduktion in den Fettdepots der Brust fast auf Null reduzieren. Sie werden demnächst in den USA in klinischen Versuchen zur Brustkrebsvorbeugung eingesetzt.

Tun Sie auch etwas gegen die anderen Östrogene

Hier lesen Sie, was man gegen die krankmachende Wirkung schädlicher, recycelter, chemischer und freier Östrogene tun kann.

Schädliche Östrogene

Auch wenn Sie nur mäßig bis viel Östrogen produzieren, gibt es eine Methode, dessen Stärke abzuschwächen. Sie können das Östrogen zu gutem statt zu schädlichem Östrogen kanalisieren, wenn Sie viel Gemüse aus der Familie der Kreuzblütler essen. Dazu gehören Blumenkohl, Brokkoli und Kohl. Auch körperliche Bewegung und wenig Körperfett lassen mehr gutes Östrogen entstehen. Alkohol, mehrfach ungesättigte Fettsäuren und zuviel Körperfett dagegen kurbeln die Produktion schädlicher Östrogene an.

Recycelte Östrogene

Wenn Östrogen aus dem Butkreislauf durch die Leber zur Ausscheidung in den Darm transportiert wird, wird es dabei von großen Ballaststoffmengen im Darm unterstützt. Ballaststoffe binden Östrogen im Darm, so daß der Körper es nicht wieder absorbieren kann, und sorgen dafür, daß es mit anderen Abfallprodukten ausgeschieden wird. Doch wenn man zuwenig Ballaststoffe ißt, schwimmt das Östrogen frei im Darm und kann wieder vom Körper in den Blutkreislauf aufgenommen werden und so den Östrogengehalt im Blutkreislauf erhöhen. Eine Untersuchung an der Tufts-Universität zeigte, daß der Östrogenspiegel bei Frauen um so niedriger war, je mehr ihr Stuhlgang wog. Man geht davon aus, daß das erhöhte Stuhlgewicht auf Ballaststoffe zurückzuführen war.

Freie Östrogene

Am wirksamsten können freie Östrogene im Blut durch den Aufbau von mehr Trägermolekülen reduziert werden, die das Östrogen im Blut binden und es von den Östrogenrezeptoren fernhalten. Sehen wir uns die wichtigsten Methoden an. Hauptregulativ der Östrogenträger ist laut Banoo Parpia vom China-Cornell-Oxford Project das Hormon Insulin. Je stärker Sie Ihren Insulinspiegel senken, desto mehr Östrogenträger produziert Ihr Körper. Auch eine fettarme Ernährung verringert die Menge freien Östrogens bei gesunden Frauen nach der Menopause. Desgleichen fördert Soja die Produktion von Trägern. Eine ballaststoffreiche Ernährung trägt dazu bei, mehr freies Östrogen im Blut zu binden und den Östrogenspiegel niedrig zu halten. Viele dieser Maßnahmen bremsen auch die Östrogenproduktion, so daß Sie Ihr Krebsrisiko damit auf mindestens zwei getrennten Wegen senken.

Chemische Östrogene

Die durchschlagendste Vorbeugungsmethode besteht darin, tierische und Fischprodukte mit hohem Fettgehalt zu meiden, da große Mengen an chemischen Östrogenen und Pestiziden ins Fett aufgenommen werden und sich dort konzentrieren können. Die größten Übeltäter und Hinweise, wie Sie ihnen aus dem Weg gehen, finden Sie im Kapitel »Schritt 8: Meiden Sie chemische Östrogene«. Wenn Sie Lebensmittel aus biodynamischem Anbau essen, die immer pestizidfrei waren, hilft Ihnen das zu verhindern, daß Giftstoffe ins Brustfett gelangen. Durch gründliches Waschen von Obst und Gemüse werden Pestizide entfernt. Doch da sich im Brustfett der meisten Frauen bereits hohe Ablagerungen chemischer Östrogene befinden, haben sich noch zwei weitere Methoden als hilfreich erwiesen. Die erste ist Stillen, wodurch Pestizide aus ihren Depots im Brustfett herausgespült werden. Das bedeutet, daß der Säugling zwar mit chemischen Östrogenen angereicherte Milch trinkt, doch Kinderärzte halten das nicht für schädlich. Die praktischste Methode besteht jedoch darin, viele Östrogenblocker wie Soja zu sich zu nehmen und damit die Wirkung der Chemikalien an den Östrogenrezeptoren in den Brustzellen zu blockieren.

Verkürzen Sie die Zeitdauer, während der Sie Östrogen ausgesetzt sind

Wenn Sie die gesamte Zeitdauer, während der Sie Östrogen ausgesetzt sind, verkürzen, sinkt Ihr Risiko erheblich. Es gibt zwei Möglichkeiten, das zu erreichen. Die erste und praktischste besteht darin, Ihren Menstruationszyklus zu verlängern. Asiatische Frauen haben längere Menstruationszyklen als amerikanische und europäische Frauen, nämlich dreiunddreißig statt achtundzwanzig Tage. Warum ist das von Bedeutung? Wenn Sie längere Menstruationszyklen haben, haben Sie im Laufe Ihres Lebens insgesamt weniger Zyklen. Weniger Zyklen heißt, daß Sie dem Östrogen weniger ausgesetzt sind. Können Sie Ihren Menstruationszyklus verlängern? Ken Setchell, ein Wegbereiter der Sojaeiweißanwendung, verabreichte einer Gruppe amerikanischer Frauen sechzig Gramm texturiertes Sojaeiweiß pro Tag. Damit gelang es ihm, den Zyklus dieser Frauen auf dreiunddreißig Tage zu verlängern und somit die längere Zyklusdauer asiatischer Frauen nachzuahmen. Auch viel körperliche Bewegung verlängert die Zyklusdauer und verringert damit die Gesamtzahl der Menstruationszyklen im Leben.

Manche Ärzte, z. B. Steve Goldstein von der Universität von New York, verschreiben Antibabypillen für einen längeren Zeitraum als die üblichen einundzwanzig Tage, um den Zyklus zu verlängern. Neue Antibabypillen, welche die Zyklusdauer verlängern und Brustkrebs vorbeugen, sind in Planung.

Wegen der geringeren Geburtenzahl und kürzerer Stillzeiten können heutige Frauen über zweihundert Menstruationszyklen mehr haben als ihre Vorfahrinnen. All diese zusätzliche Zeit, in der sie Östrogen ausgesetzt sind, kann für einen wesentlichen Teil des gestiegenen Brustkrebsrisikos verantwortlich gemacht werden, mit dem amerikanische Frauen konfrontiert sind.

Die zweite Möglichkeit, die Zeitdauer zu verkürzen, in der Sie Östrogen ausgesetzt sind, besteht darin, die Menarche (erste Regelblutung) hinauszuzögern, denn je mehr Jahre Sie einen Eisprung haben, desto mehr Menstruationszyklen haben Sie. Junge Frauen, deren erste Regelblutung vor dem vierzehnten Geburtstag einsetzt, haben ein um dreißig Prozent höheres Risiko als Mädchen, deren Menarche erst mit fünfzehn oder später erfolgt. Mädchen, die sich kalorien- und fettreich ernähren und wenig körperliche Aktivität entfalten, bekommen ihre erste Regelblutung früher als aktive Mädchen, die wenig Fett und nur maßvoll Kalorien zu sich nehmen. Junge Frauen im ländlichen China mit einer kalorien- und fettarmen Ernährung und viel körperlicher Bewegung haben ihre erste Regelblutung erst mit siebzehn. Je später die Menarche eintritt, desto niedriger ist der Östrogenspiegel über die Gesamtlebensdauer hinweg.

Blockieren Sie den Östrogenrezeptor

Wir haben gesehen, daß körpereigene starke Östrogene und chemische Östrogene sich wie »Schlüssel« verhalten können, die ganz einfach in das »Schloß« bzw. den Östrogenrezeptor an den Brustzellen passen. Die logische Frage wäre: »Selbst wenn man zuviel Östrogen produziert, kann man es dann nicht einfach blockieren, wenn es den Brustzellenrezeptor erreicht?« Die Antwort lautet eindeutig: Ja. Sie können diese Flutwelle von Östrogen abblocken, *bevor* sie an den Rezeptor gelangt. Das könnte die wirksamste und vernünftigste aller Methoden sein.

Es ist eine Methode, die sich bei Onkologen früh durchgesetzt hat. Tatsächlich wirkt das Medikament Tamoxifen, das man Patientinnen mit Brustkrebs im Frühstadium verabreicht, um einen Rückfall zu verhindern, auf genau diese Weise. Tamoxifen blockiert den Östrogenrezeptor. Die Tatsache, daß fünfundachtzig Prozent der Patientinnen im Brustkrebsfrühstadium die Krankheit überlebten und keinen Rückfall erlitten, zeigt, daß es funktioniert. Doch Tamoxifen ist ein starkes Medikament mit beträchtlichen Nebenwirkungen – nichts, das man nehmen möchte, bevor man an Krebs erkrankt ist. Glücklicherweise gibt es Nahrungsmittel, die genau dieselbe Funktion erfüllen. Es handelt sich um aus Pflanzen gewonnene Substanzen, welche die Östrogenaktivität nachahmen und auch in den Östrogenrezeptor passen. Sie sind jedoch nicht so stark wie körpereigene Östrogene, sondern bis zu tausendmal schwächer. Das heißt, wenn sie sich an den Östrogenrezeptor ankoppeln, führen sie ihm nur wenig Kraft zu und beeinflussen die Zell-DNA und das Brustzellenwachstum daher kaum. Wenn viele dieser »schwachen« Östrogene den Rezeptor blockieren, können stärkere und chemische Östrogene keinen Zugang mehr zu ihm finden. Auf diese Weise kann eine ausreichend große Menge schwacher Östrogene die Wirkung aller natürlichen und chemischen Östrogene stark abschwächen. Wenn schwache Östrogene die meisten Östrogenrezeptoren in der Brust besetzten, würde die Östrogenwirkung enorm gemildert. Die beiden wichtigsten Quellen schwacher Östrogene sind Soja und Leinsamen, die im nächsten Kapitel behandelt werden.

Welche Schutzwirkung haben sie? Bei chinesischen Frauen vor der Menopause, die viel Soja aßen, nahm die Brustkrebsrate um fünfzig Prozent ab. Denken Sie daran, daß diese Frauen bereits zu achtzig Prozent weniger Krebs haben als amerikanische Frauen – somit ist die Wirkung noch weit dramatischer, als man erwarten könnte.

Entschärfen Sie das Östrogensignal

Eine andere Methode, die am Rezeptor ansetzt, besteht in der Abschwächung der Zellreaktion auf das Östrogen. Wenn sich das Östrogen an den Rezeptor koppelt, wird ein Signal an die Zell-DNA übermittelt. Von der Stärke dieses Signals hängt es ab, wie sich das Östrogen letztendlich auswirkt. Ein sehr starkes Signal kann drastisches Zellwachstum bedeuten. Ein sehr schwaches Signal kann heißen, daß die Zelle nur wenig wächst. Wodurch wird nun die Signalstärke bestimmt? Durch die Fette, die Sie essen. Omega-6-Fettsäuren, die in Safloröl, Erdnußöl, Sojaöl und Maiskeimöl enthalten sind, verursachen sehr starke Signale. Tatsächlich haben Mehrfachversuche im Reagenzglas und an Tieren gezeigt, daß Omega-6-Fettsäuren das Brustkrebswachstum erhöhen. Beim Menschen sind Omega-6-Fettsäuren für verblüffende neunundsechzig Prozent Risikosteigerung bei Brustkrebs verantwortlich. Das ist die schlechte Nachricht. Die gute Nachricht ist, daß Sie die Omega-6-Fettsäuren in Ihrem Körper abbauen können. Hier lesen Sie, wie. Als erstes sollten Sie alle Omega-6-Fettsäuren meiden. Im Kapitel »Schritt 2: Essen Sie andere Fette« finden Sie eine vollständige Maßnahmenliste. Der nächste Schritt besteht darin, viele Omega-3-Fettsäuren zu essen, die sich in Fischölen finden. Untersuchungen des Brustfetts amerikanischer Frauen weisen fast überhaupt keine Omega-3-Fettsäuren auf! Die Omega-3-Fettsäuren im Fischöl haben eine sehr positive Wirkung auf die Brustzellen, indem sie die Signalstärke drastisch reduzieren. Eine andere zuträgliche Fettart ist die Omega-9-Fettsäure; es ist der Typ Fett, der in Olivenöl enthalten ist. Olivenöl ist eine neutrale Fettsäure. Es hat weder die giftige Wirkung der Omega-6- noch die vorteilhafte der Omega-3-Fettsäuren. Doch allein die Tatsache, daß es statt Omega-6-Fettsäuren eingesetzt werden kann, wirkt sich schon positiv aus, da so die Signalstärke abgeschwächt wird. In den Mittelmeerländern, wo für Salate und beim Kochen viel mehr Olivenöl verwendet wird als in den Vereinigten Staaten, liegen die Brustkrebsraten um fünfzig Prozent niedriger.

Schützen Sie die Milchgänge

Bei Frauen, die nie geboren haben, sind die Milchgänge nicht ganz ausgereift, wodurch das Risiko, Krebs zu entwickeln, höher ist als bei Frauen, die gestillt haben. Wenn das Brustgewebe reift, wird es gegen die Einflüsse krebserzeugender Substanzen abgehärtet. Genau das ist es, was Sojaeiweiß bei jüngeren Frauen bewirkt – es läßt die Milchgänge reifen und macht sie dadurch widerstandsfähiger gegen Krebs.

Kann die Östrogenwirkung zu stark abgeschwächt werden? Dieses Phänomen ist bei erwachsenen Frauen unbekannt. Chinesische und japanische Frauen, die praktisch alle genannten Schritte befolgen, haben davon keine Fruchtbarkeitsprobleme. Eine radikale Theorie besagt, daß der Östrogenspiegel immer *sehr* niedrig sein sollte, außer wenn man schwanger werden möchte. Das Maß an Östrogen, das Ihre Haut in jugendlichem Zustand und Ihren Körper in guter Form hält und für ein gesundes Herz und gesunde Knochen sorgt, ist ein Gutteil weniger, als die meisten amerikanischen Frauen vor der Menopause produzieren. Doch eine Befürchtung bleibt bestehen: Ein niedriger Östrogenspiegel ist die Ursache für mehr als fünfzig Prozent der Fehlgeburten bei trächtigen Pavianweibchen, Primaten, deren Hormone sich während der Schwangerschaft ähnlich wie die des Menschen verhalten. Die Föten starben vor der Fehlgeburt. In Anbetracht dieser Studien sollten Sie Ihren Frauenarzt fragen, ob Sie Ihre Bemühungen, die Östrogenwirkung abzuschwächen, während der Schwangerschaft einschränken sollten.

Wissenschaftler der Fakultät für Molekular- und Zellbiologie und des Krebsforschungslabors der Universität von Kalifornien in Berkeley kommen in einem Protokoll vom März

1999 der Nationalen Wissenschaftsakademie zu dem Schluß, daß »eine voll ausgetragene Schwangerschaft in frühem Lebensalter der wirksamste natürliche Schutz vor Brustkrebs bei Frauen ist«. Sie fanden heraus, daß »mit chemischen Krebserregern behandelte Ratten gleichermaßen durch eine vorangegangene Schwangerschaft vor der Bildung von Brustkrebstumoren geschützt sind«.

Blockieren Sie den Auslöser

Große Östrogenmengen sind der Zündstoff, der Brustkrebs aufflammen lassen kann. Wenn alles bereit ist, muß nur noch ein Auslöser eine Zelle krebsartig werden lassen. Wie blockiert man den Auslöser? Essen Sie eine Kombination von Lebensmitteln, die viele Antioxidantien liefern und den oxidativen Streß reduzieren. Hohe Gaben an Antioxidantien begrenzen die durch Oxidation verursachten Schäden erheblich. Der einzig wirksame Weg, Antioxidantien aufzunehmen, ist eine Ernährung mit viel Obst und Gemüse. Dutzende von Studien zeigen, daß Frauen, die mehr Obst und Gemüse essen, weniger häufig an Brustkrebs erkranken. Eine der wichtigsten Untersuchungen, die von der Harvard School of Public Health durchgeführt wurde, zeigte, daß die Frauen, die das meiste Gemüse aßen, zu achtundvierzig Prozent weniger Brustkrebs hatten als die, die das wenigste Gemüse aßen. Bei den Frauen, die das meiste Obst verzehrten, kam es zu sechsunddreißig Prozent weniger Krankheitsfällen.

Nachdem dieses Buch erstmals erschien, riefen mich viele Frauen an oder schrieben mir, um zu fragen, ob sie ihren Östrogenspiegel messen lassen sollten. Im Februar 1999 veröffentlichten Wissenschaftler der Fakultät für Epidemiologie an der Graduate School of Public Health der Universität von Pittsburgh in den *Annals of Internal Medicine* einen Bericht, in dem der Schluß gezogen wird, daß »eine einzige Messung des körpereigenen Östradiols und freien Testosterons dazu dienen kann, das Brustkrebsrisiko einer Frau abzuschätzen. Bei Frauen mit der höchsten Konzentration an körpereigenem Östradiol war das relative Risiko 3,6mal so hoch wie bei Frauen mit der niedrigsten Konzentration. Das Brustkrebsrisiko bei Frauen mit der höchsten Konzentration an freiem Testosteron war 3,3mal höher im Vergleich zu dem von Frauen mit der niedrigsten Konzentration.« Die Studie ergab, daß »traditionelle Risikofaktoren für Brustkrebs bei den Fallstudien und den Kontrollpatientinnen ungefähr gleich waren. Zuordnungen dieser Risikofaktoren hatten wenig Wirkung auf die Ergebnisse.« Die Autoren der Studie schlagen vor, diese Frauen nach der Menopause sollten eine »Anti-Östrogenbehandlung als Primärprävention erwägen«. Ich würde diesem Vorschlag hinzufügen, daß Sie zunächst von Ihrem Arzt Ihren Östrogenspiegel messen lassen und dann beobachten sollten, wie sich Ernährung oder Medikamente darauf auswirken. Das ist eine sehr elegante, wenn auch experimentelle Methode zur Messung der Erfolge, die Sie bei Einhaltung der in diesem Buch vorgeschlagenen Schritte erzielen.

So wirksam jeder dieser Schritte für sich auch sein mag, so wird er allein Brustkrebs wahrscheinlich nicht verhindern. Doch wenn man die Schritte kombiniert, kann ein starker Synergieeffekt entstehen. In den folgenden Kapiteln werden alle angesprochenen Methoden ausführlich geschildert. In jedem Teilabschnitt finden Sie eine vollständige Analyse der beschriebenen Lebensmittel, die wichtigsten wissenschaftlichen Argumente, die dahinter stehen, und Ausführungen für den Verbraucher über Dosierung, Sicherheit und die Produkte, die Sie kaufen können. Einige der Schritte sind noch hochexperimentell, andere stichhaltig bewiesen und allgemein anerkannt. Sie können, wie wir es getan haben, einfach das, was Sie in diesen Kapiteln finden, in Ihre Ernährung einbauen. Wenn Sie lieber alles zu einfachen Speiseplänen aufbereitet haben möchten, so finden Sie die am Ende dieses Buches.

Teil Zwei

Zwölf Schritte, dem Brustkrebs vorzubeugen

Schritt 1: Blockieren Sie den Östrogenrezeptor

Zweifeln Sie nicht daran: Östrogenrezeptorblocker wirken. Sie blockieren die Östrogenwirkung am Östrogenrezeptor und senken damit das Brustkrebsrisiko. Der Östrogenblocker Tamoxifen reduziert das Brustkrebsrisiko stark gefährdeter Frauen um die Hälfte. Raloxifen, ein anderer Östrogenblokker, kann das Risiko um neunzig Prozent verringern. Am Schluß dieses Kapitels werden wir uns gründlich mit den beiden Medikamenten befassen. Da Erkenntnisse darüber, wer die Brustkrebsvorbeugungspillen nehmen sollte und zu welchen Langzeitnebenwirkungen es bei jahrzehntelanger Einnahme derartiger Pillen kommen könnte, noch in den Kinderschuhen stecken, suchen die meisten Frauen nach sichereren natürlichen Alternativen. Sehen wir uns zwei davon an: Soja und Leinsamen.

Soja

Seit Jahrtausenden läuft ein natürliches Experiment mit dem Östrogenblocker Soja. Soja mit seiner Bandbreite an Wirkungen hat das Zeug zum wichtigsten Super-Lebensmittel der Welt in der heutigen Zeit: Er erhält die Konzentration und die schlanke Linie und schützt vor Herzkrankheiten und Krebs. Bei chinesischen Frauen vor der Menopause sinkt das Brustkrebsrisiko um rund fünfzig Prozent, wenn sie sehr viel Soja essen, während diejenigen Chinesinnen, die weniger als einmal pro Woche Sojaprodukte essen, ein doppelt so hohes Brustkrebsrisiko haben. Die Frauen mit dem niedrigsten Brustkrebsrisiko vor der Menopause in Singapur essen fünfundfünfzig Gramm Soja täglich und tragen weniger als die Hälfte des Risikos der Frauen, die am wenigsten Soja essen. Das ist gravierend, denn bei diesen Frauen ist die Brustkrebsrate bereits weitaus niedriger als bei amerikanischen Frauen. Eine Fallkontrollstudie in Australien zeigte, daß die Brustkrebshäufigkeit vor und nach der Menopause bei Frauen, die große Mengen an Soja und anderen Nahrungsmitteln mit schwachen Östrogen aßen, wesentlich geringer war. Gleiches wurde in Amerika bei Vegetarierinnen beobachtet, die viel Soja essen.

Warum Soja gut für die Brust ist

Soja spielt bei der Krebsvorbeugung möglicherweise die wichtigste Rolle unter den in diesem Buch beschriebenen Methoden, einfach deswegen, weil sie an so vielen Stellen in den Östrogenweg eingreift. Doch nur bei Sojaprodukten, die einen Bestandteil namens Genistein enthalten, funktioniert die Blokkierung des Östrogenrezeptors. Sojaprodukte ohne Genistein zeigten keinerlei blockierende Wirkung. Genistein ist ein ausschließlich in Soja vorkommendes östrogenähnliches Molekül, das stärkere Östrogene und chemische Östrogene vom Östrogenrezeptor fernhalten kann.

Unabhängig vom Genistein hat Soja noch eine ganze Reihe weiterer krebsbekämpfender Eigenschaften, die nur Eingeweihten bekannt sind. Soja regt die Bildung von Trägern an, die das Östrogen im Blut binden. Durch den Verzehr großer Mengen Soja wird das Brustgewebe lockerer. Frauen, die ich interviewt habe und die sehr viel Soja aßen, hatten bemerkt, daß die Bruststruktur lockerer geworden war und ihre Brust sich weicher anfühlte. Ein lockereres Brustgewebe macht Mammographien viel leichter lesbar, so daß eine frühe Diagnose möglich ist.

Sojaprodukte können auch vor Brustkrebs schützen, weil sie den Spiegel des weiblichen Hormons Östrogen unmittelbar senken. Drei gesonderte Studien an kleinen Gruppen von Frauen zeigten, daß bei denjenigen, die Sojamilch tranken, der Östrogenspiegel im Blut niedriger war. Jane Lu von der medizinischen Fakultät der Universität von Texas in Galveston berichtete auf einer Konferenz der Amerikanischen Vereinigung für Krebsforschung, daß dies »helfen könnte, Dutzende von Studien zu erklären, die zeigen, daß asiatische Frauen, die viele Sojaprodukte essen, viel niedrigere Brustkrebsraten haben als westliche Frauen ... Eine Senkung des Östrogens reduziert die Vermehrung von Brustzellen ... Dies könnte dazu beitragen zu erklären, warum der Verzehr von Sojabohnen vor Brustkrebs zu schützen scheint.« Lu fand bei kleinen Gruppen von Frauen, denen für einen bis fünf Monate je vier große Gläser Sojamilch täglich verabreicht wurden, heraus, daß der Östrogenspiegel in deren Blut um 30 bis 40 Prozent gesunken war. »Unsere Forschungsergebnisse legen den Schluß nahe, daß eine Ernährung mit Soja bei der Brustkrebsvorbeugung nützen könnte«, sagte Lu und forderte weitere Studien. Eine andere Gruppe an der medizinischen Fakultät der Gifu-Universität in Japan fand heraus, daß der Östrogenspiegel sank, wenn Sojalebensmittel wie Miso oder Tofu verzehrt wurden, und kam zu folgendem Schluß: »Falls der beobachtete Zusammenhang kausal ist, legen unsere Ergebnisse nahe, daß der Verzehr von Sojaprodukten den Östrogenstoffwechsel modifiziert und dadurch das Risiko einer Brustkrebserkrankung mindert.«

Soja-Verbraucherführer

Dosierung

Sobald ein Lebensmittel wie ein Medikament eingesetzt wird, interessieren sich die Ärzte notgedrungen viel mehr für seine Dosierung, was auch auf Soja zutrifft. Sehr hohe Mengen davon, weit über hundert Gramm täglich, belasten Ihr Körpersystem mit Östrogenen. Auch wenn diese sehr schwach sind, sind es doch nach wie vor Östrogene, und gewaltige Mengen davon können die Östrogenrezeptoren überschwemmen und die Östrogenwirkung verstärken. Das wäre besonders bei Frauen nach der Menopause der Fall oder bei Kindern, die auf natürlichem Wege nicht sehr viel Östrogen produzieren. Auch zuwenig Soja kann zu Wucherungen führen, das heißt, auch kleine Mengen können das Brustzellenwachstum anregen. Das wurde jedoch nur bei Labor- und Tierversuchen festgestellt, nicht beim Menschen. Dennoch heißt das: Wenn Sie Soja nehmen möchten, ist die richtige Dosis ausschlaggebend für den gewünschten Effekt. Dies kann als »Fenster« mit einer oberen und einer unteren Sicherheitsgrenze umschrieben werden. In Asien beträgt die Durchschnittsmenge fünfunddreißig Gramm Soja pro Tag. Dies ist ein recht sicherer unterer Schwellenwert für die Dosierung. Sechzig Gramm ist die Höchstmenge, die bei den meisten klinischen Tests mit Brustkrebspatientinnen verwendet wurde.

Die folgende Tabelle enthält eine kurze Liste von Sojaprodukten und deren Sojaeiweißgehalt in Gramm pro Standardportion.

Wie Sie sehen, ist es leichter gesagt als getan, an sechzig Gramm Soja zu kommen, da Sie dann bis zu drei Pfund Lebensmittel essen müßten. Das führt uns zu den Soja-Shakes.

Soja-Shakes

Der einfachste Weg, die notwendige Sojamenge zu erhalten, die vor Brustkrebs schützt, besteht darin, einen Sojaeiweißshake auf Pulverbasis zu trinken. Geben Sie eine Banane, Wasser, Eis und etwas Sojaeiweißpulver in einen Mixer und trinken Sie dann das Ganze wie einen Milchshake. Als Pulver wird das Sojaprotein schneller aufgespalten und vom Körper aufgenommen. Bei den Krebsvorbeugungsversuchen der UCLA wird

Eiweißgehalt verschiedener Sojaprodukte

Sojaprodukt	*Sojaeiweiß in Gramm*	*Portionsmenge*
Miso	11,8	½ Tasse
Natto	17,7	½ Tasse
Okara	3,2	½ Tasse
Sojamehl, entfettet	47,0	½ Tasse
Sojaschrot, entfettet, roh	45,0	½ Tasse
Sojaeiweißkonzentrat	58,1	28,35 g
Sojabohnen, gebraten und gekocht	16,6	½ Tasse
Sojabohnen, trockengeröstet	39,6	½ Tasse
Sojamilch	2,8	½ Tasse
Tempeh	19,0	½ Tasse
Tofu, roh, fest	15,6	½ Tasse
Tofu, roh, normal	8,1	½ Tasse

konzentriertes Pulver verwendet. So ist sichergestellt, daß jede Teilnehmerin genau die nötige Menge zu sich nimmt. Sojaeiweißpulver ist in Deutschland in Reformhäusern erhältlich (in Naturkostläden bekommen Sie nur Sojamehl oder -granulat). Nagi Kumars setzt bei seiner Forschungsstudie am H.-Lee-Moffit-Krebszentrum das Produkt von Protein Technologies ein. Bei John Glaspys Studie wird Take Care verabreicht, ein geschmacksneutrales Pulver, das einem Erdbeerfrappé, Limonade, einem Honig- oder Schokoladentrunk, einer Marinarasauce, einem Schokoladenkeks, Suppe oder einem Muffin beigemischt werden kann. Das ist der einfachste Weg sicherzustellen, daß man genausoviel Soja bekommt, wie man möchte. Drei Portionen Take Care täglich enthalten etwa sechzig Gramm Sojaeiweiß. Morgens ist es ein großartiges Anregungsmittel. Vergewissern Sie sich aber, daß Sie möglichst Qualitätsprodukte kaufen. Andere Produzenten arbeiten evtl. mit Alkoholextraktionsmethoden, wodurch der größte Teil des Genisteins entzogen wird. Sie können den Genisteingehalt des von Ihnen verwendeten Produkts feststellen, wenn Sie die Angaben auf dem Etikett genau lesen oder indem Sie Ihren Apotheker fragen.

Puristen werden lieber traditionelle asiatische Sojagerichte im Rahmen einer asiatischen Ernährung essen wollen, da diese besser verdaut und vom Körper aufgenommen werden als viele »Designer«-Sojagerichte der zweiten Generation. Doch dann muß man wirklich große Mengen Soja verzehren, um auf sechzig Gramm Sojaeiweiß zu kommen. Wenn Sie diesen Weg wählen, finden Sie in den Speiseplänen in Teil Drei dieses Buches eine Vielzahl einfacher Gerichte auf Sojabasis. Das praktischste Sojalebensmittel ist die Sojabohne.

Gebratene Sojabohnen

Sojabohnen liefern fast eine komplette Mahlzeit. Ein Sojasnack füllt den Magen und zeigt die anregende Wirkung, die ein gutes Eiweiß hat. Soja hat viel Ähnlichkeit mit der Kartoffel. Wie der größte Teil der Nährwerte sich in der Kartoffelschale befindet, stecken bei Soja die meisten Mineralien in der Schote. Werden Sojabohnen im Ganzen gebraten, bleibt die Schote erhalten.

Der neueste Trend sind jedoch Designer-Sojalebensmittel in verschiedenen Geschmacksrichtungen und in Form von Fertiggerichten.

Sojaprodukte der zweiten Generation

Lebensmitteltechnologen an Universitäten und in Nahrungsmittelfirmen wetteifern darum, besser schmeckende und bequemer zuzubereitende Sojaprodukte herauszubringen. Sie haben auch die schiere Masse der Sojalebensmittel reduziert. Das ist ganz wesentlich, da man, um auf fünfundvierzig Gramm Sojaeiweiß täglich zu kommen, drei Pfund Tofu essen müßte! Lebensmittelchemiker und Geschmacksspezialisten entwickeln auf der Grundlage gemahlener Sojabohnen Produkte, die köstlich schmecken und angenehmer zu essen sind als gekochte Sojabohnen.

Der neue, verbesserte Sojaburger

Diese Burger entsprechen in Geschmack und Konsistenz richtigen Burgern, ohne einem nachher bleischwer im Magen zu liegen. Sie sind eine großartige, schnelle, vollständige Mahlzeit mit viel Gemüse und Soja. Diese wohlschmeckenden Sojaburger, die fast kein Fett enthalten, gibt es in verschiedenen Geschmacksrichtungen. Man findet sie in Reformhäusern und gutsortierten Supermärkten. Der Genisteingehalt dieser Produkte ist nicht bekannt.

Sojamilch

Dies ist die einfachste Methode der Sojaeiweißaufnahme, und es dauert nur ein paar Tage, bis man sich daran gewöhnt hat. Sie werden sehen, daß Sojamilch erfrischend, entspannend und belebend ist. Da Sojamilch am unteren Ende der Genisteingehalt-Liste steht, müssen Sie sehr viel davon trinken. Wählen Sie Sorten mit wenig Fett, da normale Sojamilch vier Gramm Fett pro Portion enthält.

Designer-Sojaprodukte

Sojabohnen können gemahlen und dann zu einem feinen Mehl verarbeitet werden. Suchen Sie nach Muffins, Brot, Backwaren, Shakes, Suppen, sogar Brezen auf Sojabasis, die so konzipiert sind, daß sie wunderbar schmecken. Sehen Sie auf jeden

Fall auf das Etikett. Hüten Sie sich vor Produkten, bei denen Sojamehl mit viel weißem Mehl oder mit hydrogenierten Ölen kombiniert ist.

Texturiertes Sojaeiweiß

Das ist das Produkt, aus dem viele Gemüseburger bestehen. Es handelt sich um Sojamehl, das gepreßt wurde, damit es eine fleischigere, körnigere Struktur erhält.

Diese Erzeugnisse der zweiten Generation sprechen westliche Geschmacksknospen weit stärker an, enthalten aber nicht soviel Genistein, den wichtigsten aktiven Sojabestandteil, der den Östrogenrezeptor blockiert. In Tofu-Joghurt und Tempeh-Burgern z.B. finden sich nur sechs bis zwanzig Prozent des Genisteins, das ganze Sojabohnen enthalten. Die folgende Tabelle zeigt den Genisteingehalt traditioneller Sojalebensmittel im Vergleich zu dem von Sojaprodukten der zweiten Generation. Nur der Tempeh-Burger enthält vergleichbare Mengen an Genistein. Die Tabelle wurde von Pat Murphy von der Iowa State University of Science and Technology erstellt.

In der Praxis bedeutet das, daß Sie von den Sojaprodukten der zweiten Generation mehr essen müssen, um auf die richtige Genisteinmenge zu kommen.

Ganz gleich, für welches Sojaprodukt Sie sich entscheiden; vergewissern Sie sich, daß es genügend Genistein enthält, den eigentlichen Östrogenrezeptorblocker: Sie sollten sich vierzig bis sechzig Gramm Genistein pro Tag zum Ziel setzen. Die Tabelle im Anhang (S. 241 ff.) listet den Genisteingehalt der beliebtesten Produkte auf.

Sojaprodukte, von denen abzuraten ist

Diese Produkte helfen Ihnen nicht bei der Krebsbekämpfung.

Sojaöle: Die einzige Form von Soja, die in keinem guten Licht steht, ist das Pflanzenöl. Pflanzliches Sojaöl enthält ein-

Genisteingehalt von Sojaprodukten

Sojaprodukt	*Genisteingehalt (in Mikrogramm pro Gramm Soja)*
Traditionelle Sojalebensmittel	
Gebratene Sojabohnen	869
Tofu	162
Tempeh	320
Sojabohnenpaste	245
Fermentierter Sojabohnenquark	224
Honzukuri (Reis und Sojabohnen)	177
Sojaprodukte der zweiten Generation	
Soja-Hot dog	82
Sojaspeck	69
Tempeh-Burger	196
Tofu-Joghurt	94
Soja-Parmesan	8
Mozzarella-Imitat	36
Fettnudel	37

undsechzig Prozent Omega-6-Fettsäuren. In gehärteter Form ist es sogar noch schlimmer.

Sojasauce: Ich liebe das Zeug, aber es enthält nur eine winzige Menge Sojaeiweiß und oft sehr viel Natrium. Wenn Sie von Sojasauce mehr als guten Geschmack erwarten, haben Sie Pech.

Genistein-Ergänzungsmittel: Die Sojabestandteile, welche die Brust schützen, können nur durch Bakterien im Darm aktiviert werden. Soja wirkt seine Wunder durch die Umwandlung im Magen-Darm-Trakt, weshalb es so wichtig ist, richtige Sojalebensmittel zu essen. Richtige Lebensmittel wirken also besser als Ergänzungsmittel. Nehmen Sie Genistein *auf keinen Fall* als reines Ergänzungsmittel, bevor mehr Forschungsergebnisse vorliegen. Als Ergänzungsmittel genommen – es gibt etwa ein Dutzend solcher Produkte auf dem Markt –, kann Genistein das Brustzellenwachstum *verstärken,* zum Teil deshalb, weil man es so leicht überdosieren kann. Weiter bestehen große Bedenken, daß eine Überdosierung zu Wachstumsstörungen und einem Verlust der Fruchtbarkeit führen könnte. In der nächsten Zeit sollte die Sicherheit von Genistein-Zusätzen erforscht sein. Bis dahin halten Sie sich besser an Sojalebensmittel und qualitativ hochwertige Sojapulver mit den Extrakten aller wichtigen Sojabestandteile.

Sojaverstärker

Kurkumin: Der größte Sojaverstärker ist Kurkumin. Barry Goldin zeigte, daß Kurkumin und Genistein zusammen eine verblüffende Wirkung haben. Nehmen wir Östradiol, das stärkste Östrogen. Auf einer Skala von eins bis hundert erreicht es die Stärke hundert. Nehmen Sie Genistein dazu, und der Wert fällt auf 31,6. Nehmen Sie auch noch Kurkumin dazu, und er fällt auf 1,5! Kurkumin setzt die Östrogenwirkung verschiedener Pestizide beachtlich herab. Kurkumin ist auch stark entzündungshemmend, antikarzinogen (d.h. der Krebserregung entgegenwirkend) und ein Antioxidans. Es ist der aktive Bestandteil von Kurkuma. Kurkuma verleiht als flüssiger Extrakt oder in Pulverform indischen Currygerichten Duft und Geschmack und ist in Indien seit langem wegen seines gesundheitlichen Nutzens populär. Kurkuma ist über das Internet und in Reformhäusern erhältlich. Es ist ein exzellentes Gewürz für die meisten vegetarischen Gerichte. Am besten ist indische Kurkuma, die es in verschiedenen beliebten Varianten gibt:

- »Alleppey Finger«- und »Erode«-Kurkuma (aus Tamil Nadu)
- »Rajapore«- und »Sangli«-Kurkuma (aus Maharaschtra)
- »Nizamabad-Knolle« (aus Andhra Pradesch)

Vegetarische Ernährung

Der Verdauungsprozeß ist wesentlich für die Aktivierung der wichtigsten Sojabestandteile. Daher ist eine Ernährung mit komplexen Kohlenhydraten wichtig, weil diese die Darmgärung, wodurch die aktiven Sojabestandteile freigesetzt werden, beschleunigen. Asiaten nehmen einen höheren Prozentsatz an komplexen Kohlenhydraten zu sich als Amerikaner und weniger tierisches Eiweiß. So steigt mit der höheren Kohlenhydrataufnahme die Aufnahme schwacher Östrogene.

Nebenwirkungen

Gerade heute, wo Soja sich immer größerer Beliebtheit erfreut, warnen einige Forscher davor, daß Genistein immer noch ein schwaches Östrogen ist und daß jedes Östrogen das Zellwachstum anregen kann. Bei einem Laborexperiment wurde das Wachstum von Brustzellen im Reagenzglas getestet. Wenn keine anderen Östrogene vorhanden waren, konnte Genistein diese Zellen zum Wachsen bringen. Auch noch unveröffentlichte Untersuchungen von aus den Brustwarzen gedrückter Flüssigkeit von Frauen, die Soja aßen, weisen auf Anzeichen von Brustzellenwachstum hin. Das heißt nicht, daß bei Soja irgendein Krebsrisiko besteht. Es ist umgekehrt: Tausende von Anwendungsjahren durch Milliarden Frauen zeigen das genaue Gegenteil, nämlich einen auffallenden Krebsrückgang. Doch besagte Untersuchungen halten viele Forscher davon ab, Soja zu empfehlen, bis man mehr weiß. Ich denke, daß Soja ein sehr guter Östrogenblocker für Frauen ist, die viel Östrogen produzieren. Bei Frauen nach der Menopause, die nur wenig Östrogen erzeugen, stellt sich die Frage, ob die Einnahme eines wenn auch schwachen Östrogens das Zellwachstum anregt. Diese Frauen haben weniger Bedarf an Soja, und es besteht auch weniger die Notwendigkeit, ihnen die Aufnahme größerer Mengen zu empfehlen. Auf jeden Fall ist das ein Thema, das Sie in den Nachrichten verfolgen und mit Ihrem Arzt besprechen sollten.

Gewöhnen Sie sich allmählich daran

Sojabohnen können beträchtliche Darmgase erzeugen, die zu Beschwerden führen, wie jedes Lebensmittel mit einer hohen Konzentration an löslichen Ballaststoffen. Aus diesem Grunde sollten Sie mit zehn Gramm Vollwert-Sojalebensmitteln pro Tag beginnen, die immer noch genügend Ballaststoffe enthalten, und diese Menge im Laufe eines Monats langsam steigern. Da Sie diese Lebensmittel vielleicht jahrelang essen werden, sollten Sie nicht mit einer unangenehmen Erfahrung starten. Es gibt Leute, die an einer Soja-Unverträglichkeit leiden und sie nicht verdauen können. Für sie ist Leinsamen die beste Alternative. Während Soja als wichtigstes Nahrungsmittel zur Östrogenblockierung bereits im Rampenlicht steht, holt Leinsamen kräftig auf.

Leinsamen

Bemerkenswerterweise ist Leinsamen das einzige in diesem Buch erwähnte Lebensmittel, das den Östrogenweg unterbricht und den Östrogenverstärkereffekt blockiert. Der Grund dafür ist, daß er die seltene Kombination von schwachem Östrogen und einer Omega-3-Fettsäure enthält. Er wirkt so stark, daß Forscher an der Universität von Toronto an Brustkrebs erkrankte Frauen im Rahmen eines klinischen Versuchs mit Leinsamen behandeln.

Einige von ihnen berichteten im Gespräch, sie hätten bei den ersten Patientinnen dieser Versuchsreihe in der Zeit zwischen Diagnose und Operation eine Schrumpfung des Tumors beobachtet.

Während Daten über Ratten diese Schrumpfung überzeugend beweisen, wurden die Ergebnisse der Studie an Menschen noch nicht veröffentlicht. Doch Wissenschaftler haben beschrieben, daß sie bei Menschen den gleichen Grad der Schrumpfung von Brustkrebstumoren sahen wie bei Ratten. Sie stießen allerdings auf unerwartete Schwierigkeiten, genügend Frauen für ihre Studie zu finden, und rechnen damit, daß sich die Veröffentlichung um mindestens noch ein Jahr verzögert. Vielleicht fühlen Sie sich auf den Arm genommen, weil es so wenig Material über Leinsamen gibt. Doch während Soja als Östrogenrezeptorblocker jahrzehntelang untersucht wurde und mehr als tausend wissenschaftliche Artikel und Hunderte von Büchern darüber geschrieben wurden, macht Leinsamen erst jetzt als ein möglicher Brustkrebsschutzfaktor von sich reden.

Schutzwirkung für die Brust

Leinsamen ist die reichhaltigste bekannte pflanzliche Quelle an Omega-3-Fettsäuren und die reichste Quelle an schwachen Östrogenen, was ihn zu einem wirklichen Super-Lebensmittel macht. Leinsamen kann auch das Östrogen in den Fettzellen eingrenzen, die Verstärkerwirkung hemmen, den Menstruationszyklus verlängern und die Anzahl der Östrogenträger vermehren. Das betrifft nahezu jeden Schritt in der Östrogensequenz. Ein wirklich erstaunliches Zeug!

Dosierung: Im Rahmen einer Studie werden Patientinnen fünfundzwanzig Gramm braunen Leinsamen täglich verabreicht, gemahlen und in einen Vollkornmuffin eingebacken.

Da der Östrogenblocker nach Verdauung des Leinsamens vom Darm erzeugt wird, sorgt nur Leinsamen, nicht aber Leinöl, für die östrogenblockende Wirkung. Es ist wichtig, die Samen zu zermahlen – beim Mahlen wird die harte Außenschale des Leinsamens aufgebrochen, so daß die Enzyme im menschlichen Körper besser Zugang zu den nützlichen Stoffen im Samen haben.

Man kann es so machen und gemahlenen Leinsamen in Backwaren einarbeiten – Brote, Pfannkuchen, Muffins oder Kekse. Zum Mahlen des Leinsamens können Sie Ihre Kaffeemühle benutzen.

Sie können inzwischen in Deutschland in allen guten Bäckereien, Reformhäusern und Naturkostläden eine Vielzahl von Fertigbroten kaufen, die Leinsamen enthalten. Dabei enthalten nur wenige handelsübliche Brote soviel Leinsamen, daß man mit ein paar Scheiben auf die empfohlenen fünfundzwanzig Gramm täglich kommt. Eine einfache Möglichkeit, Ihre fünfundzwanzig Gramm pro Tag zu erhalten, besteht darin, den Leinsamen zu mahlen und ihn anderen Lebensmitteln beizumengen: Rühren Sie ihn in Ihren Orangensaft, streuen Sie ihn über Ihren Salat, mischen Sie ihn in Apfelsauce, Hüttenkäse oder Joghurt – seien Sie kreativ!

Normalerweise können Sie Leinsamen in Form von ganzen Samenkörnern kaufen. In Deutschland sind die bekanntesten Hersteller Rapunzel, Schneekoppe und Davert-Mühle.

Operation

Am 14. Januar 1999 veröffentlichte das *New England Journal of Medicine* einen Bericht über den Erfolg beidseitiger Brustamputationen zur Vorbeugung von Brustkrebs bei Frauen, in deren Familie Brustkrebs vorkommt. Diese Studie machte im ganzen Land Schlagzeilen und erschien in den Abendnachrichten. Das Brustkrebsrisiko konnte um 89 Prozent gesenkt werden. Hier die Ergebnisse der Studie: »Wir hatten 639 Frauen mit Brustkrebsfällen in der Familie, die sich einer vorbeugenden beidseitigen Brustamputation unterzogen hatten: 214 mit hohem und 425 mit mittlerem Risiko. Die durchschnittliche Dauer der Nachbeobachtung betrug 14 Jahre. Das Durchschnittsalter zum Zeitpunkt der vorbeugenden Brustamputation war 42 Jahre. Nach dem Gail-Modell waren in der Gruppe mit mittlerem Risiko 37,4 Brustkrebsfälle zu erwarten; vier Brustkrebsfälle traten auf (Risikominderung 89,5 Prozent).«

Tamoxifen

Mein Freund Larry Altmann schrieb in der *New York Times*, daß Funktionäre des Nationalen Krebsinstituts der USA »jubelten«, als sie nachwiesen, daß Tamoxifen das Brustkrebsrisiko bei Frauen mit hohem Risikofaktor senken konnte. Der Grund dafür war, daß ihre historische Forschungsstudie den ersten großen Beweis erbrachte, daß man Brustkrebs vorbeugen kann.

Bei Frauen, die Tamoxifen einnahmen, gab es fünfundvierzig Prozent weniger Brustkrebsfälle als bei einer Gruppe von Frauen, die ein Placebo genommen hatte. Bemerkenswerterweise zeigte das Medikament bei allen Altersgruppen Wirkung. Das ist die gute Nachricht. Die schlechte Nachricht ist, daß Tamoxifen auch zum Tod führen kann, wenn man über fünfzig ist. Während die Zahl der Brustkrebs-Neuerkrankungen fast um die Hälfte fiel, verdoppelte sich die Zahl neuer Gebärmutterkrebsfälle nahezu. Frauen über fünfzig können auch Blutgerinnsel in den Beinen bekommen, die in die Lunge wandern und zu lebensgefährlichen Notfällen führen können. Das ist sehr bedauerlich, da gerade Frauen über fünfzig am meisten von Tamoxifen profitieren würden. An der Studie wurde vor allem kritisiert, daß die Forscher nicht lange genug abgewartet hatten, um feststellen zu können, ob das Medikament tatsächlich Leben rettete – das definitive Resultat. Manche fürchten, das Medikament zögere Brustkrebs nur heraus, statt ihn gänzlich zu verhindern.

Tamoxifen ist nunmehr von der FDA zugelassen als ein Medikament, welches das Brustkrebsrisiko mindern kann. Doch war die Zahl der Frauen, auf die dies in den der FDA präsentierten Daten zutraf, klein; nur 27 von 1000 im Alter von vierzig und 93 von 1000 im Alter von fünfzig Jahren. Für diese Frauen kann Tamoxifen sich als gute Wahl erweisen. Es hat den zusätzlichen Vorteil, die Knochen zu kräftigen, beugt jedoch Herzinfarkten nicht vor, wie eine Hormonersatzbehandlung diese tun würde. Die an der Studie beteiligten Frauen nahmen zweimal täglich zehn Milligramm ein. Noch ist Tamoxifen der erste Hoffnungsschimmer, daß Medikamente Brustkrebs vorbeugen könnten. Es besteht jedoch Hoffnung auf neuere Medikamente mit weniger Nebenwirkungen und mehr Vorteilen. Das erste dieser nächsten Generation von Medikamenten ist bereits da und heißt Raloxifen.

Raloxifen

Gegenwärtig sind zehntausend Frauen weltweit in eine Raloxifen-Forschungsstudie einbezogen, bei der ausgewertet werden soll, welche Rolle es bei der Verhütung von Herzgefäßkrankheiten und Brustkrebs spielt. In einer öffentlichen FDA-Sitzung im November 1997 präsentierten die Forscher ihre vorläufigen Daten, aus denen hervorging, daß das Brustkrebsrisiko bei Frauen, die das Medikament nur achtzehn Monate lang genommen hatten, um erstaunliche siebenundsiebzig Prozent zurückgegangen war. Die an den klinischen Versuchen beteiligten Ärzte berichten, daß die über einen Zeitraum von dreißig Monaten gesammelten Daten sogar noch besser sind und sich neunzig Prozent annähern. Bei invasivem Brustkrebs – das ist der, der Sie tötet – gibt es einen Risikorückgang von dreiundsechzig Prozent, wie Wissenschaftler der Universität von Chicago berichten. Brian Walsh aus Harvard meint, daß die endgültigen Ergebnisse uns den Beginn einer Brustkrebsvorbeugungsexplosion bringen werden. Doch wie sieht es mit den Risiken und Nebenwirkungen aus?

Raloxifen – in Deutschland, wie schon erwähnt, unter der Bezeichnung Evista im Handel – erhöht das Gebärmutterkrebsrisiko nicht, nicht einmal nach neununddreißigmonatiger Einnahme. Der Grund dafür ist, daß Raloxifen ein »selektives« Östrogen ist, das die Östrogenwirkung in der Gebärmutter und in der Brust abschwächt und gleichzeitig eine positive Wirkung auf Herz und Knochen hat. Das größte Risiko bei Raloxifen sind Blutgerinnsel, doch es entspricht dem Risiko, das Frauen erwartet, die eine Hormonersatzbehandlung machen.

Nun fragen Sie sich wahrscheinlich, weshalb Tamoxifen einen derartigen Wirbel verursacht hat, wenn doch Raloxifen so gut wirkt. Als das Nationale Krebsinstitut der USA mit seinen Versuchen begann, war Tamoxifen der einzige erhältliche Östrogenrezeptorblocker. Die meisten Forscher sind der Meinung, daß man sich, hätten die Versuche heute begonnen, für einen neueren Östrogenrezeptorblocker entschieden hätte, aller Wahrscheinlichkeit nach für Raloxifen. Gynäkologen wie Steven Goldstein von der New Yorker Universität sind in Anbetracht der Überlegenheit neuer Medikamente überrascht über die Aufmerksamkeit, die man Tamoxifen zukommen läßt.

Wer sollte Raloxifen nehmen? Frauen nach der Menopause mit hohem Brustkrebs- und Osteoporoserisiko, die das Risiko einer Hormonersatzbehandlung nicht eingehen möchten, sollten Raloxifen in Betracht ziehen und könnten schon heute mit der Einnahme beginnen. Sie werden vom Nutzeffekt des von der FDA genehmigten Medikaments profitieren: Osteoporosevorbeugung, und als zusätzlicher zweiter Vorteil ein niedrigeres Brustkrebsrisiko. Eine Forschungsstudie der Universität von Kalifornien in San Francisco zeigte, daß die Raloxifen-

Einnahme bei jüngeren Frauen sicher ist; die FDA warnt jedoch, daß Raloxifen nicht für die Anwendung bei jüngeren Frauen zugelassen ist.

Dieselbe Universität berichtete in den *Annals of Internal Medicine* vom März 1999, daß Raloxifen sich auch positiv auf das Herz auswirkt: »Es hat sich gezeigt, daß Raloxifen zu einer Senkung der gesamten sowie der niedrig verdichteten Lipoprotein-Cholesterin-Konzentration führt, ähnlich wie bei einer Östrogenbehandlung.« Es kam jedoch nicht zu einer Zunahme von hoch verdichtetem oder »gutem« Cholesterin, die mit einer Östrogenersatzbehandlung einhergehen kann.

Noch 1999 soll in den USA eine Studie begonnen werden, in der Tamoxifen mit dem Osteoporose vorbeugenden Raloxifen verglichen werden soll. Sie wird sich auf ca. 22000 Frauen nach der Menopause erstrecken, die mindestens 35 Jahre alt sind und ein erhöhtes Risiko für die Entwicklung von Brustkrebs haben. Die Studie soll zeigen, ob Raloxifen, ein dem Tamoxifen ähnliches Medikament, auch bewirken kann, bei Frauen, die nicht an Brustkrebs erkrankt sind, das Brustkrebsrisiko zu reduzieren. Außerdem soll geklärt werden, ob das Medikament mehr Vorteile als Tamoxifen bietet, z. B. weniger Nebenwirkungen. Es ist eine ungeheuer aufregende Zeit, und es ist zu erwarten, daß wir noch viel mehr über die Verwendung dieser Medikamente erfahren können. Bis feststeht, welches Medikament für Sie das beste ist, fahren Sie am sichersten, wenn Sie sich an Östrogenblocker in Lebensmitteln halten, die den »Zeittest« bestanden haben, außer Sie sind stark risikogefährdet. In diesem Fall sollten Sie sich überlegen, an einer klinischen Studie an einem größeren Krebszentrum teilzunehmen.

Die letzte Frage lautet: Wenn östrogenblockende Medikamente so gut wirken, warum sich dann die Umstände einer Diät machen? Erstens sind östrogenblockende Medikamente für manche Frauen zu giftig. Zweitens schalten sie auch bei den Frauen, die sie nehmen, das Brustkrebsrisiko nicht ganz aus. Sie schneiden dem Östrogen nur an einem einzigen Punkt seinen Weg ab. Die weiteren Empfehlungen in diesem Buch ermöglichen es Ihnen, an mehreren wichtigen Stellen in den Östrogenweg einzugreifen und damit Ihr Risiko noch weiter zu senken und die Wirkung östrogenblockender Medikamente noch mehr zu steigern.

Empfehlung

Bauen Sie fünfunddreißig bis sechzig Gramm Sojaeiweiß oder fünfundzwanzig Gramm Leinsamen in Ihren täglichen Speiseplan mit ein, wenn Sie und Ihr Arzt sich einig sind, daß die Östrogenrezeptorblockermethode für Sie geeignet ist. Für sehr stark risikogefährdete Frauen kann eine Östrogenblockerpille das richtige sein. Mehr über diese Medikamente finden Sie in »Teil Drei: Brustkrebsvorbeugungspläne«. Doch auch bei Frauen, die ein Brustkrebsvorbeugungsmedikament nehmen, kann eine Ernährungsweise, wie sie in den folgenden Kapiteln beschrieben ist, die Wirkung des Medikaments verstärken.

Schritt 2:
Essen Sie andere Fette

Von allen Lebensmitteln, die man verdächtigte, die Krebsentstehung zu begünstigen, stand Fett an vorderster Stelle. Doch nachdem eine klassische Forschungsstudie an 350000 Frauen, über die das *New England Journal of Medicine* berichtete, gezeigt hatte, daß es keine Rolle spielte, wie hoch der Fettanteil in der Ernährung war, ließen die meisten seriösen Forscher diese Hypothese fallen. Nachdem die Theorie gestorben war, ergaben sich bemerkenswerte Anhaltspunkte dafür, daß es weitaus wichtiger ist, welches Fett man ißt, als wieviel. Da viele Menschen nicht gewillt sind, auf Fett zu verzichten, ist es doch ein großer Anreiz, einfach andere Fette zu essen. Wenn Sie das tun, kann, was das Risiko von Brustkrebs und Herzkrankheiten angeht, die Waagschale merklich zu Ihren Gunsten ausschlagen.

Warum die falschen Fette so gefährlich sind

Die Milchgänge der Brust sind von Fettzellen umgeben und werden von diesen gestützt. Betrachten Sie diese Fettzellen als Vorratsdepots. Welches Fett auch immer darin lagert, es wird direkt an die Milchgänge geliefert. Und die gelagerten Fette sind die Fette, die Sie essen. Wenn die Fettzellen gesunde Omega-3-Brustfette enthalten, wird das Östrogensignal in der Zelle abgeschwächt. Omega-6-Fettsäuren steigern die Signalstärke erheblich. Frauen haben den zusätzlichen Nachteil, daß sie mehr Omega-6-Fettsäuren speichern als Männer.

Fette, auf die man verzichten sollte

Omega-6-Fettsäuren

Wir kennen diese Fette unter der herkömmlicheren Bezeichnung ungesättigte Fettsäuren. Sie finden sich in den meisten Pflanzenölen und in Margarinen. Eine der größten Ernährungsumstellungen in den Jahren, als das Brustkrebsrisiko stieg, war die Zunahme des Verbrauchs an Omega-6-Fettsäuren. Der größte Anstieg weltweit beim Verbrauch von Pflanzenölen in den letzten dreißig Jahren war bei Nordamerikanern zu verzeichnen. Mediziner beginnen gerade erst, das Risiko von Omega-6-Fettsäuren zu verstehen, die sich bei Versuchen im Reagenzglas und an Tieren als gefährlich erwiesen haben. Nur wenige Wissenschaftler waren sich genau darüber im klaren, wie groß deren Verstärkereffekt ist, bis die Ausgabe vom 12. Januar 1998 der *Archives of Internal Medicine* der American Medical Association erschien. Dort wurde berichtet, daß bei einer Studie an 61 471 Frauen »mehrfach ungesättigte Fettsäuren das Brustkrebsrisiko um neundundsechzig Prozent erhöhten«. Eine vorhergehende Studie in Iowa an 34 388 Frauen zeigte eine Risikosteigerung um fünfzig Prozent durch mehrfach ungesättigte Fettsäuren.

Eine Forschungsstudie an griechischen Frauen deutete darauf hin, daß das Risiko nur durch den Verzehr von Margarinen mit einem hohen Anteil an Omega-6-Fettsäuren stieg.

Die westliche Ernährung heutzutage enthält bis zu zwanzigmal mehr Omega-6- als Omega-3-Fettsäuren. Dieses Verhältnis sollte jedoch viel näher bei vier zu eins liegen. Millionen von Jahren betrug es bei prähistorischen Frauen eins zu eins; das ist mehr, als unserer genetischen Anpassung entspricht.

Vielleicht sagen Sie, das muß ein Scherz sein: Schließlich wurden wir doch alle dazu ermuntert, *viel* Pflanzenöl und Margarine zu essen, um Herzerkrankungen vorzubeugen. Das ist richtig. Es ist eine Generation her, daß wir einen sehr schlechten Tausch gemacht haben. In dem Bemühen, die Flut von Herzkrankheiten einzudämmen, appellierten die Gesundheitsbehörden an die Amerikaner, gesättigte Fettsäuren zugunsten mehrfach ungesättigter Fettsäuren aufzugeben. Unglücklicherweise sind mehrfach ungesättigte Fettsäuren die Bausteine des Verstärkersystems der Brustzellen. Dean Ornish schätzt, daß amerikanische Frauen fünfhundertmal soviel Omega-6-Fettsäuren essen, als für gesund erachtet wird. Der in Harvard ausgebildete Terry Shintani weist darauf hin, daß Hunderte Millionen Frauen im Moment in ein großangelegtes Experiment eingebunden sind und riesige Mengen an Omega-6-Fettsäuren zu sich nehmen, mit allen damit verbundenen Gesundheitsrisiken. Die American Health Foundation vertritt die Theorie, daß Omega-6-Fettsäuren zu Metastasen und Krebsausbreitung beitragen, wohingegen Omega-3-Fettsäuren eine unterdrückende Wirkung haben. Dies wird durch Labor- und Tierversuche stichhaltig untermauert. Die führenden Köpfe in den großen Ernährungsministerien überall auf der Welt glauben heute, daß Omega-6-Fettsäuren als Ersatz für gesättigte Fettsäuren zum Rückgang von Herzerkrankungen, doch gleichzeitig wesentlich zum Anstieg von Brustkrebs beigetragen haben. »Wir haben das falsche Fett gewählt«, hörte ich wieder und wieder, als ich dieses Buch schrieb. Viele äußern diese Meinung nur privat, da sie auf weitere Beweise warten, und sie haben recht ... noch haben wir nicht alle Informationen. Doch ich glaube stark, daß Sie nichts risikieren, wenn Sie andere Fette essen. Vielleicht fragen Sie sich, ob es nicht ein schlechter Tausch ist, auf Omega-6-Fettsäuren zu verzichten, um Brustkrebs zu verhindern und dabei das Risiko einzugehen, Herzkrankheiten zu bekommen. Die Antwort lautet: Nein. Omega-3- und Omega-9-Fettsäuren sind viel gesünder für das

Herz als Omega-6-Fettsäuren. Wenn Sie Omega-3- und Omega-9-Fettsäuren essen, können Sie nur gewinnen, weil sie beiden Krankheiten vorbeugen. Während Omega-6-Fettsäuren nur schädliches Cholesterin abbauen, bauen Omega-3- und Omega-9-Fettsäuren nicht nur schädliches Cholesterin ab, sondern auch gutes Cholesterin auf.

Omega-6-Fettsäuren, die man meiden sollte

Safloröl

Maiskeimöl

Sojabohnenöl

Erdnußöl

Baumwollsamenöl

Traubenkernöl

Borretschöl

Schlüsselblumenöl

Sesamöl

Mit Omega-6-Fettsäuren zubereitete Lebensmittel:
– Mayonnaise
– handelsübliche Salatdressings

Margarine

Trans-Fettsäuren

Die schädlichsten Lebensmittel mit Omega-6-Fettsäuren sind diejenigen, die durch ein »Fetthärtung« genanntes chemisches Verfahren in Trans-Fettsäuren umgewandelt wurden. Dieses Verfahren macht Kartoffelchips knuspriger, verlängert die Lagerfähigkeit und macht das Fett härter. Forscher, welche die Menge der im Körperfett abgelagerten Trans-Fettsäuren untersuchten, fanden heraus, daß diejenigen Frauen, welche die meisten Trans-Fettsäuren gespeichert hatten, ein um vierzig Prozent höheres Brustkrebsrisiko besaßen. Wenn Sie Trans-Fettsäuren meiden möchten, sollten Sie keine Produkte kaufen, bei denen die Bezeichnungen »fetthydriert«, »fettgehärtet« oder »teils fetthydriert«, »teils fettgehärtet« auf dem Etikett stehen. Trans-Fettsäuren können die Produktion gesundheitsfördernder Prostaglandine einschränken. Gute Prostaglandine reduzieren den Verstärkereffekt in den Milchgangzellen. Nahrungsmittelfirmen wenden dagegen sofort lauthals ein, diese Fette machten doch nur zwei Prozent der Ernährung aus. Das stimmt, doch es gibt einen Haken dabei. Man glaubt, daß Fettzellen, auch die in der Brust, Trans-Fettsäuren konzentrieren, so daß sie sich in der Brust in großen Mengen ansammeln können, auch wenn Sie nur wenig davon essen. Die eindeutigste Quelle von Trans-Fettsäuren ist feste Margarine, die bis zu siebzehn Prozent Trans-Fettsäuren enthalten kann. Doch die meisten Trans-Fettsäuren verstecken sich in handelsüblichen Backerzeugnissen, Pommes Frites, gebratenen Lebensmitteln, Crackern und Keksen. Das größte Risiko bei den Trans-Fettsäuren sind Herzerkrankungen. Wenn die zwei Prozent Trans-Fettsäuren in der Ernährung durch andere Fette ersetzt werden, sinkt das Herzerkrankungsrisiko um dreiundfünfzig Prozent, heißt es in der Harvard-Krankenschwestern-Studie.

Gesättigte Fettsäuren

Die größte Gefahr dieser Fette besteht darin, daß sie zu einem Anstieg des Insulinspiegels führen können. Die äußere Muskelschicht erlaubt es dem Zucker, in die Muskelzelle zu gelangen. Doch wenn Ihre Ernährung reich an gesättigten Fettsäuren ist, läßt die äußere Schicht den Zucker viel weniger leicht durchdringen. Dadurch wird der Muskel resistenter gegen die Insulinwirkung, was den Blutfettspiegel steigen läßt. Der Körper muß dann mehr Insulin produzieren, wodurch wiederum das Brustkrebsrisiko steigt. Zwölf Fallkontrollstudien sehen einen Zusammenhang zwischen dem Verzehr großer Mengen gesättigter Fettsäuren und Brustkrebs. Gesättigte Fettsäuren finden sich in Vollmilchprodukten, Käse und rotem Fleisch. Ein hoher Konsum an gesättigten Fettsäuren kann zudem das Risiko von Herzerkrankungen verdreifachen. Wenn Sie kein überschüssiges Körperfett haben, können Sie diese gesättigten Fettsäuren maßvoll essen: Wild, Huhn, Eier, Schokolade, Magerkäse und Buttermischungen mit Olivenöl sind am sichersten. Bei fettem rotem Fleisch sieht es anders aus.

Fettes rotes Fleisch

Bei einer Forschungsstudie an 14 291 New Yorker Frauen stellte sich heraus, daß diejenigen, die das meiste rote Fleisch aßen, ein um fünfundzwanzig Prozent höheres Brustkrebsrisiko hatten. Eine in Uruguay durchgeführte Fallkontrollstudie ergab eine Risikoerhöhung zwischen 230 und 770 Prozent durch rotes Fleisch. So seltsam es klingt, doch dies könnte auf das tierische Eiweiß zurückzuführen sein. Eine italienische Studie zeigte, daß allein die erhöhte Aufnahme von tierischem Eiweiß ein Risikofaktor ist, sogar wenn man das durch gesättigte Fettsäuren verursachte Risiko abzieht. Wie verfährt man am besten? Forschungsstudien zeigen eine steile Risiko*senkung* durch Pflanzeneiweiß. Doch wenn Sie Fleisch lieben und nicht ohne es auskommen, so achten Sie zumindest auf die richtige Zubereitung. Alle Fleischsorten sind wahrscheinlich risikoärmer, wenn sie mariniert und nicht über offenem Feuer gegrillt werden. Durch das Grillen können stark krebserregende Stoffe, die sogenannten heterozyklischen Amine, entstehen. Man glaubt, daß heterozyklische Amine zur Krebsentwicklung beitragen, da sie die DNA schädigen und bei Tierversuchen zu Tumoren geführt haben. Viele heterozyklische Amine entstehen, wenn Fleisch (ebenso Geflügel und Fisch) bei sehr großer Hitze gegart wird (im Freien oder im Herd gegrillt, in der Pfanne gebraten), bis es durch ist. Bei Zubereitung in der Mikrowelle, beim Kochen, Schmoren und Pochieren werden weniger heterozyklische Amine freigesetzt. Englisch bis medium gebratenes Fleisch enthält weniger heterozyklische Amine als ganz durchgegartes – sie befinden sich sogar in der Sauce, die aus dem Bratfett in der Pfanne gemacht wird. Eine sichere Methode, Fleisch zu grillen, besteht darin, es vorher zwei bis fünf Minuten in die Mikrowelle zu legen. Dadurch wird Fleischsaft gelöst, der Vorläufer von heterozyklischen Aminen enthält. Schütten Sie den Fleischsaft auf jeden Fall weg. Eine andere Alternative besteht darin, das Fleisch im Dampf oder im Herd bei niedriger Temperatur vorzugaren und es dann fertigzugrillen. Marinaden sind eine großartige Methode. Auch wenn man nicht weiß, warum – Forscher haben beobachtet, daß gegrilltes Huhn, wenn es vorher mariniert wurde, neunzig Prozent weniger heterozyklische Amine enthält.

Die Abteilung für Epidemiologie der Fakultät für Öffentliche Gesundheit der Universität von Minnesota in Minneapolis führte eine Fallkontrollstudie an 41386 Teilnehmerinnen der Iowa-Frauengesundheitsstudie durch, um die potentielle Rolle von heterozyklischen Aminen und gut durchgegartem Fleisch für das Brustkrebsrisiko auszuwerten. Im *Journal of the National Cancer Institute* vom November 1998 wurde von den Forschern die Schlußfolgerung gezogen, daß »der Verzehr von gut durchgebratenem Fleisch und damit die Tatsache, heterozyklischen Aminen (oder anderen Verbindungen) ausgesetzt zu sein, die sich während des Garens bei hohen Temperaturen gebildet haben, eine wichtige Rolle für das Brustkrebsrisiko spielen kann«. Sie entdeckten einen »Menge-Reaktion-Zusammenhang zwischen dem Grad der Garung und dem Brustkrebsrisiko«. Frauen, welche die meisten gut durchgebratenen Hamburger, Rindersteaks und Speck aßen, hatten ein »4,62mal höheres Risiko als Frauen, die das Fleisch englisch oder medium gebraten verzehrten«. Wissenschaftler am Karolinska-Institut in Stockholm weisen jedoch darauf hin, daß die Aufnahme dieser aus Fleisch herrührenden Verbindungen »keine bedeutende Ursache für die Krebsfälle ist, die wir untersucht haben«. Sie vermuten, daß andere in Verdacht stehende Krebserreger in rotem Fleisch – darunter polyzyklische aromatische Kohlenhydrate oder Nitrosamine – dazu beitragen könnten, beim Menschen Krebs auszulösen.

Raffinierte Kohlenhydrate

Sie denken bei Kohlenhydraten wahrscheinlich nicht an Fette, doch in dieser Form gelangen sie schließlich in den Blutkreislauf. Wenn Sie sehr wenig Fett und viele raffinierte Kohlenhydrate und Zucker essen, produziert Ihr Körper eine gesättigte Fettsäure, die Palmitinsäure – eine der allerschädlichsten Fettsäuren. In Ihrem Blut spiegelt sich das durch einen Anstieg der Triglyzeride wider, die Fett in den Blutkreislauf transportieren.

Fette, die Sie essen sollten

Die American Health Foundation meldet, daß sowohl Omega-3- als auch Omega-9-Fettsäuren das Brustkrebsrisiko senken. Omega-3-Fettsäuren unterbrechen drastisch die Wirkung von Omega-6-Fettsäuren und tragen dazu bei, den Östrogenverstärkereffekt in der Zelle abzustellen. Die bekanntesten Nahrungsmittel, die Omega-3-Fettsäuren enthalten, sind fette Tief- und Kaltwasserfische (siehe den Abschnitt »Omega-3-Fettsäuren«). Omega-9-Fettsäuren, wohlbekannt als einfach ungesättigte Fettsäuren wie Oliven- und Rapsöl, werden in dem Abschnitt »Omega-9-Fettsäuren« besprochen.

Die richtige fettarme Ernährung

Wie wäre es damit, einfach weniger Fett zu essen? Eine fettarme Ernährung ist der erste und langlebigste Kandidat für eine Senkung des Brustkrebsrisikos.

Wie zu sehen war, weisen die Länder, in denen am wenigsten Fett gegessen wird, z. B. China, die niedrigsten Brustkrebsraten auf. Die Länder mit dem höchsten Fettverbrauch – Neuseeland, die Niederlande, England und die Vereinigten Staaten – haben auch die höchsten Brustkrebsraten. Und wenn Frauen in anderen Ländern mehr Fett essen, steigt deren Brustkrebsrisiko ebenfalls. Ein höherer Fettkonsum in Kindheit und Jugend kann zu schnellerem Wachstum und einer früher einsetzenden ersten Regelblutung führen, beides bekannte Risikofaktoren für Brustkrebs. Bei einer fettreicheren Ernährung zeigt sich sogar bei Frauen in Fernost ein beträchtlicher Anstieg der Brustkrebserkrankungen. In Singapur steigt die Brustkrebsrate um beachtliche 3,6 Prozent jährlich, weil die dortigen Frauen sich auf die fettreichere und ballaststoffärmere westliche Ernährungsweise umstellen. Dies scheint ein überzeugender Beweis für die Gefährlichkeit hohen Fettkonsums. Doch in den Vereinigten Staaten fiel man damit auf die Nase. Fünfzehn Jahre zuvor hatte jeder gedacht, die fettreiche Ernährung würde die hohe Brustkrebsrate in Amerika erklären. Heute ist das nicht mehr der Fall. Wenn Forschungsstudien über Ernährungsfette *innerhalb* der Vereinigten Staaten gemacht wurden, stellte man keinen solchen Zusammenhang mit einer fettarmen Ernährung fest. Forscher hofften auf einen Brustkrebsrückgang um vierundzwanzig Prozent bei einer Ernährung, die fünfundzwanzig Prozent Fett enthält. Doch ein derartiger Rückgang fand nicht statt. Warum? Weniger Fett ist nur ein Faktor. Asiatische Frauen halten sich auch an die anderen in diesem Buch erläuterten Schritte und profitieren davon. Ihre Ernährung enthält wenig Glukose, viele Ballaststoffe und viel

Soja und ist kalorienarm. Fett ist nur ein kleiner Einzelbestandteil in der Ernährung. Sehen Sie, was passiert, wenn man nur einen weiteren Einzelbestandteil in eine fettarme Ernährung integriert, nämlich Ballaststoffe. Barry Goldin und Margo Woods von der Tufts-Universität berichten in der Zeitschrift *Cancer*, daß eine fettarme, ballaststoffreiche Ernährung das Östrogen im Blut um neun bis fünfzehn Prozent sinken ließ. Erinnern Sie sich an die verblüffend niedrige Brustkrebsrate bei südafrikanischen Dorfbewohnerinnen, die kalorien- und fettarm und ballaststoffreich essen? Eine Ernährung mit wenig Fett, doch vielen Kalorien und Omega-6-Fettsäuren, wenig Ballaststoffen, ohne Soja und mit hoher Glukosebelastung (die durchschnittliche amerikanische fettarme Ernährung!) läßt aller Wahrscheinlichkeit nach das Brustkrebsrisiko steigen.

Ein weiterer wichtiger Grund, warum bei amerikanischen Forschungsstudien eine fettarme Ernährung nicht zu den gewünschten Ergebnissen führte, liegt darin, daß bei keiner dieser Studien wirklich fettarm gegessen wurde! Bedenken Sie, daß der Fettanteil in der Ernährung asiatischer Frauen zehn bis fünfzehn Prozent beträgt. Bei der durchschnittlichen amerikanischen Ernährung sind es vierunddreißig bis dreiundvierzig Prozent! Bei der größten und besten Studie über den Zusammenhang zwischen Fett und Brustkrebsrisiko, der berühmten Harvard-Krankenschwestern-Studie, gingen nur sehr wenige Frauen auf zumindest zwanzig Prozent herunter. Auch waren die meisten amerikanischen Studien zu kurz, um Wirkung zeigen zu können. Japanische und chinesische Frauen essen in ihrer Kindheit, Jugend und im frühen Erwachsenenalter wenig Fett. Bei keiner amerikanischen Studie wurde die Ernährung der Frauen bis in die Kindheit zurückverfolgt, wo eine fettarme Ernährung offensichtlich sehr von Vorteil ist. Ernst Wynder, Präsident der American Health Foundation und ein Pionier der Brustkrebsvorbeugung, rekrutiert gerade 1400 Frauen für einen Versuch mit einer Diät, die fünfzehn Prozent Fett enthält, um die Angelegenheit ein- für allemal zu klären.

Es gibt nur einen Weg, wirklich fettarm zu essen, und das ist eine qualitativ hochwertige vegetarische Ernährung. Bei einer solchen würde ich zehn bis fünfzehn Prozent Fett anstreben. Die Fakultät für Präventivmedizin an der Medical School der Universität von Südkalifornien in Los Angeles hat die neuesten Untersuchungen zur Wirkung von Ernährungsfetten analysiert. Dies wurde im *Journal of the National Cancer Institute* vom März 1999 veröffentlicht und die Schlußfolgerung gezogen, daß »es eine statistisch signifikante Senkung des Östradiolspiegels um 7,4 Prozent bei Frauen vor der Menopause gab. Die stärkste Senkung zeigte sich bei zwei Studien, in denen die Ernährungsfette auf zehn bis zwölf Prozent der Kalorien reduziert worden waren, im Vergleich zu den achtzehn bis fünfundzwanzig Prozent bei den anderen Studien.« Dies erklärt zum großen Teil, warum es bei so vielen Studien nicht gelang, einen Zusammenhang zwischen weniger Fett in der Ernährung und einem niedrigeren Östrogenspiegel aufzuzeigen – bei den entsprechenden Diäten war die Fettmenge einfach nicht niedrig genug. Auf die berühmte Harvard-Krankenschwestern-Studie trifft genau dieser Punkt zu; es gab in dieser Untersuchung einfach nicht genug Frauen, die sich in ausreichendem Maße fettarm ernährten. Bei der 14 Jahre dauernden Studie fand man keinen Beweis dafür, daß eine fettreiche Ernährung Brustkrebs fördert oder daß eine fettarme Ernährung davor schützt. Doch unter den Teilnehmerinnen an der Studie gab es nur tausend Frauen mit einer Ernährung von weniger als zwanzig Prozent Fettanteil. Die Forscher der Universität von Südkalifornien kommen zu dem Schluß: »Eine Reduzierung der Ernährungsfette kann zu einer Senkung des Östradiolspiegels im Blut führen, und eine derartige Ernährungsumstellung könnte nach wie vor ein Ansatz zur Brustkrebsvorbeugung sein.« Zwanzig Prozent ist das von den meisten Krebszentren empfohlene obere Limit. Es gibt kein wirkliches Argument, das *für* eine fettreiche Ernährungsweise spricht, nur weil eine fettarme sich bei klinischen Versuchen nicht bewährt hat. Bei einer an gesättigten Fetten reichen Ernährung droht Tod durch Herzkrankheit. Sie haben die Wahl zwischen dem fettarmen vegetarischen Ernährungsstil asiatischer Frauen und einer Ernährung mit den gesunden Fetten, welche die Frauen aus dem Mittelmeerraum verwenden. Beide Methoden sind in dem Kapitel »Gesunde Kost« beschrieben.

Weniger Kalorien

Ein letzter Grund dafür, daß eine fettreiche Ernährung der Gesundheit der Brust abträglich sein kann, ist, daß Fett einfach zu viele Kalorien hat. Tatsächlich schützt eine kalorienarme Ernährung vor Brustkrebs. Dies wird durch viele Tierversuche bestätigt, bei denen sich zeigte, daß bei einer Einschränkung der Kalorienzufuhr die Brustkrebserkrankungen zurückgingen. Doch es fand auch ein sehr ungewöhnlicher, ungeplanter Versuch an Menschen statt, als während des Zweiten Weltkriegs in Norwegen die Lebensmittel rationiert waren. Zwischen 1930 und 1932 geborene Mädchen nahmen viel weniger Kalorien auf als frühere und spätere Generationen. Bei den Mädchen, die zur Zeit ihrer ersten Regelblutung quasi einer Hungersnot ausgesetzt waren, gab es dreizehn Prozent weniger Todesfälle durch Brustkrebs. Dieser Rückgang des Brustkrebstodrisikos hielt auch nach der Menopause an. Eine neuerliche regionale Forschungsstudie des Südafrikanischen Instituts für medizinische Forschung brachte zutage, daß die tägliche Energiezufuhr bei fünf Jahre alten farbigen Mädchen auf dem Lande 1000 Kalorien beträgt, während kaukasische Mädchen nahezu die doppelte Menge zu sich nehmen. Die farbigen Mädchen tragen nur einen winzigen Bruchteil des Brustkrebsrisikos, dem die kaukasischen Mädchen ausgesetzt sind.

Der neueste Beweis, daß eine niedrige Energiezufuhr vor Krebs schützt, stammt von Ratten. Das *Journal of Nutrition* vom Februar 1999 kommt zu dem Schluß, daß eine »Einschränkung der Energiezufuhr die Bildung von Brustkrebstumoren merklich hemmt ... Die hierzu vorgelegten Daten zeigen, daß eine Einschränkung der ernährungsbedingten Energiezufuhr die Reaktion spezifischer Zellpopulationen auf östrogenartige Hormone verändern kann und dadurch die östrogenbedingte Tumorbildung hemmt.«

Benötigt man nicht viele Kalorien, wenn man Krebs hat?
Natürlich brauchen viele Krebspatienten im Spätstadium sogar zusätzliche Mahlzeiten. Doch im Memorial-Sloan-Kettering-Krebszentrum scheint es den Frauen, deren Krankheit noch nicht im fortgeschrittenen Stadium ist, bei niedriger Kalorienzufuhr besser zu gehen. Man empfiehlt dort Brustkrebspatientinnen in einem frühen Stadium eine kalorienarme Ernährung als eine Möglichkeit, einem Rückfall vorzubeugen, allerdings nicht weniger als 1500 Kalorien täglich zu sich zu nehmen. Sogar Patientinnen im frühen Brustkrebsstadium empfiehlt man eine kalorienarme Ernährung, um Rückfällen vorzubeugen.

Nicht zu wenig zu essen wäre die größte Torheit, sondern der Verzehr von Lebensmitteln, die viel Stärke oder Fett und wenig Ballast- und Nährstoffe enthalten. Auch wenn sie weniger Kalorien enthält, setzt man bei einer solchen Ernährungsweise wahrscheinlich Fett an, und das Brustkrebsrisiko bleibt hoch. Sie sollten sich mit einem Ernährungsspezialisten zusammensetzen und ausarbeiten, wie viele Kalorien Sie zu sich nehmen sollten, wobei Sie natürlich das Maß Ihrer körperlichen Aktivität berücksichtigen müssen.

Empfehlung

Es gibt eine einfache Grundregel. Sie *möchten* auf gesättigte Fettsäuren, Trans-Fettsäuren und Omega-6-Fettsäuren verzichten. Die besten Alternativen sind Fisch- oder Olivenöle. Wenn Sie den fettarmen Weg wählen, sollten Sie sich, wie bereits erwähnt, für eine qualitativ hochwertige vegetarische Ernährung entscheiden.

Omega-9-Fettsäuren

Das *Journal of the National Cancer Institute* berichtete, daß bei griechischen Frauen durch eine Portion Olivenöl täglich das Brustkrebsrisiko um fünfundzwanzig Prozent sank. Der Verfasser des Berichts, Dimitrios Trichopoulos aus Harvard, glaubt, daß bei amerikanischen Frauen, wenn sie gleiches tun, eine mindestens fünfzigprozentige Abnahme des Brustkrebsrisikos zu erwarten wäre. Warum? Erstens, weil auch die griechischen Frauen, die am wenigsten Olivenöl aßen, immer noch mehr davon zu sich nahmen als praktisch jede amerikanische Frau. Zweitens, weil Frauen in den Mittelmeerländern bereits ein um fünfzig Prozent niedrigeres Brustkrebsrisiko als amerikanische Frauen haben, so daß man erwarten kann, daß amerikanische Frauen sogar noch mehr davon profitieren, wenn sie statt der gefährlichen Fette in Pflanzenölen und Margarinen Olivenöl verwenden. Es gibt inzwischen vier Fallkontrollstudien aus dem Mittelmeerraum, aus denen die starke Schutzwirkung von Olivenöl hervorgeht.

Warum Olivenöl gut für die Brust ist

Wenn Sie Omega-6-Fettsäuren von Ihrem Speiseplan streichen und durch Omega-9-Fettsäuren ersetzen, speichert Ihre Brust auch mehr Omega-9-Fettsäuren und neutralisiert damit den Verstärkereffekt. Da bei den Mittelmeervölkern Olivenöl statt Stärke verwendet wird, sinkt das Brustkrebsrisiko tatsächlich.

Olivenöl ist auch reich an Antioxidantien, die den oxidativen Streß senken können.

Wie Olivenöl verwendet wird

Olivenöl sollte bewußt anstelle gefährlicher Fette und raffinierter Kohlenhydrate eingesetzt werden. Doch wenn Sie Olivenöl zusätzlich zu diesen Nahrungsmitteln essen, erreichen Sie gar nichts und werden nur dick. Scott Grundy vom berühmten Texas Health Sciences Center in Dallas hat einen einfachen Tip. Bauen Sie zwei Eßlöffel Olivenöl täglich in einen gesunden Ernährungsplan mit ein. Sie können das Olivenöl Salaten oder Gemüsen beifügen oder beim Kochen von Gemüse verwenden.

Die Olivenöl-Kontroverse

Sie könnten nun einwenden, wie ich denn Fett empfehlen kann, nachdem doch Fett Brustkrebs verursachen kann. Sie haben recht. Olivenöl ist ein Fett. Wenn Sie genügend davon essen, werden Sie dick. Tatsächlich kam es auf Kreta, der Insel mit der gesündesten Ernährung der Welt, durch zusätzlichen Kalorien- und Olivenölverbrauch während der letzten Jahrzehnte zu einer Verschlechterung des Gesundheitszustands der Bevölkerung. Die Antwort auf Ihre Frage ist einfach. Wenn Sie gewillt sind, sich qualitativ hochwertig vegetarisch zu ernähren, dann ist das für Ihre Gesundheit die beste Wahl. Doch wenn Sie gegenwärtig viel Fett essen, dann ist es schon weitaus besser, wenn Sie Omega-6-Fettsäuren, Trans-Fettsäuren und gesättigte Fettsäuren durch Olivenöl ersetzen. Wenn Ihre momentane Ernährung fettarm, aber qualitativ minderwertig ist und viele raffinierte Kohlenhydrate enthält, dann sollten Sie diese Kohlenhydrate durch Olivenöl ersetzen.

Andere einfach ungesättigte Fettsäuren

Alicia Wolk vom Karolinska Institut in Stockholm untersuchte von 1987 bis 1990 61471 Frauen im Alter zwischen vierzig und sechsundsiebzig. In der Ausgabe vom 12. Januar 1998 der *Archives of Internal Medicine* berichtete Wolk, daß einfach ungesättigte Fettsäuren das Brustkrebsrisiko um fünfundvierzig Prozent minderten. Ebensoviel Gutes wie Olivenöl schrieb die Studie Rapsöl zu. Heute sieht man in der weltweiten Fachliteratur vielfach einen Zusammenhang zwischen der Verwendung von Olivenöl und weniger Brustkrebserkrankungen. Aus diesem Grunde empfehlen die meisten Experten weiterhin Olivenöl noch vor anderen einfach ungesättigten Fettsäuren.

Empfehlung

Geben Sie zwei Eßlöffel Olivenöl zum Salat oder an gekochte Speisen.

Omega-3-Fettsäuren

Ein einfacher Schritt zur Senkung des Brustkrebsrisikos besteht darin, jeden Tag Omega-3-Fettsäuren zu sich zu nehmen. Omega-3-Fettsäuren schwächen den Östrogenverstärkereffekt besser ab als irgendein anderes Lebensmittel. Wissenschaftler beobachteten die schützende Wirkung von Omega-3-Fettsäuren erstmals bei Eskimofrauen in Grönland, bei denen offensichtlich *keine* Brustkrebserkrankungen auftraten. Die Ernährung dieser Frauen ist eine der an Omega-3-Fettsäuren reichsten der Welt. Im Labor fanden Wissenschaftler heraus, daß sowohl bei Versuchen im Reagenzglas als auch bei Tierversuchen mit ziemlicher Sicherheit Omega-3-Fettsäuren der Grund für das Schrumpfen von Brustkrebstumoren beim Menschen sind. Bei Mäusen verhinderten sie sogar Metastasen in der Lunge. Eine französische Studie wies das gleiche Phänomen bei Menschen nach. Frauen mit dem niedrigsten Gehalt an Omega-3-Fettsäuren in dem den Tumor umgebenden Gewebe entwickelten mit fünfmal größerer Wahrscheinlichkeit Metastasen.

Warum Omega-3-Fettsäuren gut für die Brust sind

Fischöle können das Mikromilieu der Brust in erstaunlich kurzen drei Monaten verändern und den Verstärkereffekt rasch entschärfen. Durch die Einnahme von zehn Gramm Fischöl täglich verdreifachte sich bei Frauen, die Brustkrebs überlebt hatten, an der UCLA der Gehalt an Omega-3-Fettsäuren in der Brust. Der Körper speichert so gewaltige Mengen an Omega-6-Fettsäuren, daß es mindestens drei Jahre dauert, diese aus dem System zu spülen. Während dieser drei Jahre sollten Sie sich durch Omega-3-Fettsäuren schützen, die eine starke Gegenwirkung haben. Im Moment werden an der UCLA gerade klinische Versuche mit Brustkrebsüberlebenden durchgeführt, die auf einer Fülle von Beobachtungen am Menschen und in Tier- und Laborversuchen basieren. Bei Frauen, die an diesen Versuchen teilnahmen, verdreifachte sich der Gehalt an Omega-3-Fettsäuren in der Brust.

Forscher am St.-Thomas-Hospital in London legen nahe, daß eine an Omega-3-Fettsäuren reiche Ernährung auch das Risiko einer Insulinresistenzbildung mindern kann, was auch »das Risiko der Entstehung von Brust-, Dick- und Mastdarmkrebs modifizieren kann«. Wie Sie im Kapitel »Schritt 4: Senken Sie den Insulinspiegel« sehen werden, kann ein hoher Insulinspiegel das Brustzellenwachstum beim Menschen fördern.

Sicherheit

Da Omega-3-Fettsäuren so stark wirken, ist es auch wichtig, sie vom Standpunkt der Sicherheit aus zu betrachten. Bei sehr hoher Dosierung verursachen Omega-3-Fettsäuren Blutungen, auch Gehirnblutungen. Nun werden Sie vielleicht einwenden, daß das doch ein enormes Risiko sei, das man auf sich nehme, um Krebs vorzubeugen. Doch dazu wäre eine um ein Vielfaches höhere Menge erforderlich als die, die Sie benötigen. Tausende amerikanischer Frauen, die stark risikogefährdet sind oder Brustkrebs überlebt haben, nehmen jetzt auf Empfehlung ihres Arztes Omega-3-Fettsäuren. Ärzte vom Memorial-Sloan-Kettering-Krebszentrum bis hin zur UCLA verschreiben ihren Patientinnen guten Gewissens Omega-3-Fettsäuren. Wenn Sie Medikamente zur Blutverdünnung nehmen oder Probleme mit Blutgerinnseln haben, sollten Sie Ihren Blutgerinnungsfaktor bestimmen lassen, sofern Sie und Ihr Arzt sich dafür entscheiden, diese Methode auszuprobieren.

Es gibt noch zwei weitere Nebenwirkungen: Durchfall und schlechter Geruch. Durchfall bekommt nur eine Minderheit von Frauen. Diese Nebenwirkung vermeidet man am besten, indem man langsam, mit nur einem Gramm täglich, beginnt. Fischöl riecht, wenn es qualitativ minderwertig ist. Kaufen Sie hochwertige Öle und verbrauchen Sie sie schnell, um Geruchsbildung zu verhindern. Je länger Fischölkapseln lagern, desto schneller kommen Fischgeruch und -geschmack zurück, auch wenn diese durch Wasserdampf entzogen wurden.

Dosierung

Die Patientinnen des UCLA-Versuchs bekamen zehn Gramm Fischöl pro Tag, was zehn Fischölkapseln entspricht. Die Kapseln wurden dreimal täglich eingenommen – drei zum Frühstück, drei zum Mittagesssen und vier zum Abendessen – und sind in Deutschland in Reformhäusern erhältlich. John Glaspy stellte fest, daß diese Dosis von zehn Gramm pro Tag nicht zu einer erhöhten Blutungsneigung führte. Doch wenn Sie eine Blutungsstörung haben oder Aspirin oder nichtsteroidale Antirheumatika wie Ibuprofen nehmen oder ein blutgerinnungshemmendes Medikament, sollten Sie Ihren Arzt bitten, die Gerinnungsfähigkeit Ihres Blutes zu untersuchen, z. B. einen PTT (partial thromboplastin time = partielle Thromboplastinzeit) genannten Test durchzuführen, um sicherzugehen, daß das Fischöl Ihr Blutungsrisiko nicht erhöht. In einem großen Krebszentrum erhielten die Patientinnen versehentlich eine starke Überdosis. Es kam zwar nicht zu Blutungen, doch die Frauen nahmen rasch an Gewicht zu und entwickelten eine Gesichtsbehaarung. Der (nicht besonders komische) Witz dabei war, daß sie begannen, so auszusehen wie die Eskimofrauen, welche die Ärzte ja als erste auf diese Idee gebracht hatten. Da zehn Gramm pro Tag wirken, und zwar schnell wirken, besteht keine Notwendigkeit einer höheren Dosis. An der UCLA werden zusätzlich 800 IE (= internationale Einheiten) Vitamin E verabreicht, um zu verhindern, daß das Fischöl oxidiert. Da eine neuerliche Forschungsstudie zeigte, daß Vitamin E das Brustkrebsrisiko erhöhen kann, sollten Sie Ihren Arzt fragen, ob es sinnvoll ist, zusätzlich zum Fischöl Vitamin E zu nehmen. Nachdem Kapseln gaumenfreundlicher sind als Fischöl in flüssiger Form, werden bei fast allen klinischen Versuchen Kapseln eingesetzt.

Fischöle werden jetzt als Teil aller Programme für eine gesunde Lebensweise empfohlen. Wenn Sie und Ihr Arzt sich gegen Fischölkapseln als Bestandteil Ihres Krebsvorbeugungsprogramms entscheiden, sollten Sie dennoch erwägen, die allgemein empfohlene Menge von ein bis zwei Gramm pro Tag über die Lebensmittel, die Sie essen, aufzunehmen. Während die US-Regierung bezüglich der Einnahme von Fischöl keine Empfehlung ausgesprochen hat, war dies in England der Fall. Die British Nutrition Foundation empfiehlt 1,25 Gramm täglich. In der Praxis ist es schwer, auf mehr als zwei Gramm Fischöl pro Tag zu kommen, ohne Ergänzungsmittel zu nehmen.

Quelle

Die UCLA und andere große medizinische Zentren, die klinische Versuche durchführen, verabreichen Omega-3-Fettsäuren in Pillenform, um genau feststellen zu können, wieviel Omega-3-Fettsäuren die Frauen zu sich genommen haben. Natürlich wäre Omega-3-Fettsäure direkt vom Fisch bei weitem vorzuziehen; sie wird besser vom Körper aufgenommen, und Fisch enthält noch viele weitere Nährstoffe. Im Kapitel »Schritt 8: Meiden Sie chemische Östrogene« erfahren Sie, welche Fischarten sicher sind und welche nicht. Bei uns zu Hause wechseln wir zwischen Fisch und Ergänzungsmitteln ab. Wenn wir mittags ein großes Stück Lachs essen, nehmen wir abends keine Fischölkapsel.

Verbraucherführer zu den Ergänzungsmitteln

Für Leute, die keinen Fisch essen können oder möchten oder die sich wegen der in Fisch enthaltenen Schwermetalle und Pestizide Sorgen machen, sind Ergänzungsmittel der einzig gangbare Weg. Für Frauen mit hohem Brustkrebsrisiko sind sie die schnellste und wirksamste Methode zur Modifizierung des Brustfetts. Doch die meisten Spitzenwissenschaftler auf diesem Gebiet sind der Meinung, daß Frauen große Mengen Fischöl über einen längeren Zeitraum nur im Rahmen einer Forschungsstudie oder unter sorgfältiger klinischer Beobachtung einnehmen sollten.

Giftstoffe

Fischöle sind so hochwertig verarbeitet, daß es fast unmöglich ist, meßbare Mengen an Giftstoffen zu finden, sagten Experten bei einer Vorstandsversammlung des Fachbereichs für Nahrungsmittel und Ernährung des Instituts für Medizin der Nationalen Wissenschaftsakademie der USA. In Fischöl befinden sich keine Schwermetalle; diese werden durch die Verarbeitungsmethode eliminiert. Dämpfung beseitigt Pestizide, PCBs und Schwermetalle. Fischöle, die sehr nach Fisch schmecken, sind wahrscheinlich nicht nach dieser Methode gewonnen. Suchen Sie unter »molekular destillierten« Fischölen das sauberste Produkt aus.

Echter Fisch

Nach den neuen Daten sind Pestizid- oder Schwermetallkontaminationen bei Fisch so gut wie nicht mehr vorhanden. Sie sind bei Fischarten, die der Gewinnung von Omega-3-Ölen dienen, drastisch zurückgegangen, so das US-Fischereiministerium. Es gibt keine zuverlässigen anderen Informationsquellen, die diesen Sicherheitslevel bestätigen oder dementieren. Mehrere Fischmahlzeiten pro Woche sind eine gute Empfehlung.

Die folgende Tabelle gibt den Gesamtgehalt an Omega-3-Fettsäuren bei verschiedenen Fischsorten und Fischölen an. Achten Sie auf die Omega-3-Fettsäuren EPA und DHA. Sie stehen für Eicosapentaensäure und Docosahexaensäure und sind die entscheidend wichtigen Omega-3-Fettsäuren im Fisch. Die Tabelle listet den Gehalt an EPA und DHA sowie den Gesamtgehalt an beiden auf. (Eine neue Lebensmittelauszeichnungsverordnung, bei welcher der Gehalt an Omega-3-Fettsäuren angegeben ist, wird in den USA gerade erwogen.) Ganz oben stehen zum Vergleich die Fischöle. Bei der fischölreichsten Fischsorte enthalten hundert Gramm frisches Fischfleisch zwei Gramm Fischöl. Man müßte also ein Dreiviertelkilo Fisch täglich essen, um auf zehn Gramm Fischöl zu kommen! Das ist eine beträchtliche Menge. Praktisch können Sie durch das Essen von Fisch zwei Gramm Fischöl aufnehmen; für mehr müssen Sie sich an Fischölkapseln halten.

Eine Bemerkung speziell zu Thunfisch: Für Thunfisch in Öl werden normalerweise Pflanzenöle mit Omega-6-Fettsäuren verwendet, was den Sinn und Zweck des Fischessens zunichte macht. Kaufen Sie Thunfisch in Wasser und vergewissern Sie sich, daß er einen hohen Fischölgehalt hat.

Omega-3-Fettsäuren in Fisch und Fischöl

Fischöl/Fisch	*Omega-3-Fettsäuren*		*Fischöl gesamt (je 100 g)*
	EPA	*DHA*	
konzentrierte Fischkörperöle	17,8	11,6	29,4
Lachsöl	8,8	11,1	19,9
Lebertran	9,0	9,5	18,5
Heringsöl	7,1	4,3	11,4
Atlantikmakrele	0,9	1,6	2,5
Königsmakrele	1	1,2	2,2
Aitel	0,9	1	1,9
Gemeiner Dornhai	0,7	1,2	1,9

Fischöl/Fisch	*Omega-3-Fettsäuren*		*Fischöl gesamt (je 100 g)*
	EPA	*DHA*	
Pazifikhering	1,0	0,7	1,7
Atlantikhering	0,7	0,9	1,6
Seeforelle	0,5	1,1	1,6
Atlantikstör	1,0	0,5	1,5
Drachenkopffisch	0,7	0,7	1,4
Chinook-Lachs	0,8	0,6	1,4
Europäische Sardelle	0,5	0,9	1,4
Albacore-Thunfisch	0,3	1,0	1,3
See-Weißfisch	0,3	1,0	1,3
Makrelenhecht	0,5	0,8	1,3
Europäische Seezunge	0,5	0,8	1,3
Sprotte	0,5	0,8	1,3
Atlantiklachs	0,3	0,9	1,2
Rundfisch	0,4	0,8	1,2
Sockeye-Lachs	0,5	0,7	1,2
Blaufisch	0,4	0,8	1,2
Div. Meerbarbenarten	0,5	0,6	1,1
Keta-Lachs	0,4	0,6	1,0
Coho-Lachs	0,3	0,5	0,8
Rotlachs	0,4	0,6	1,0
Div. Meeresschneckenarten	0,6	0,4	1,0
Grönland-Heilbutt	0,5	0,4	0,9
Streifenbarsch	0,2	0,6	0,8
Regenbogenstint	0,3	0,4	0,7

Fischöl/Fisch	*Omega-3-Fettsäuren*		*Fischöl gesamt (je 100 g)*
	EPA	*DHA*	
Klippenbarsch	0,3	0,4	0,7
Kalifornische Makrele	0,2	0,4	0,6
Pazifikauster	0,4	0,2	0,6
Roßmakrele	0,3	0,3	0,6
Schwertfisch	0,1	0,5	0,6
Arktische Lachsforelle	0,1	0,5	0,6
Atlantischer Wolfsfisch	0,3	0,3	0,6
Gemeine Strandschnecke	0,5	0	0,5
Grunzfisch	0,2	0,3	0,5
Silberner Seehecht	0,2	0,3	0,5
Streifenbarbe	0,3	0,2	0,5
Regenbogenforelle	0,1	0,4	0,5
Europäische Auster	0,3	0,2	0,5
Pazifischer Seehecht	0,2	0,3	0,5
Pollack (Schellfischart)	0,1	0,4	0,5
Kanarischer Klippenbarsch	0,2	0,3	0,5
Div. Klippenbarscharten	0,2	0,3	0,5
Div. Haiarten	0	0,5	0,5
Div. Thunfischarten	0,1	0,4	0,5
Japanische (Kuruma-)Krabbe	0,3	0,2	0,5
Nordlandgarnele	0,3	0,2	0,5
Blaue Miesmuschel	0,2	0,3	0,5
Bachforelle	0,2	0,2	0,4
Katzenwels	0,2	0,2	0,4

Fischöl/Fisch	*Omega-3-Fettsäuren*		*Fischöl gesamt (je 100 g)*
	EPA	*DHA*	
Maräne (Weißfisch)	0,1	0,3	0,4
Pazifischer Heilbutt	0,1	0,3	0,4
Karpfen	0,2	0,1	0,3
Süßwasserstint	0,2	0,1	0,3
Europäischer Aal	0,1	0,1	0,2

US-Landwirtschaftsministerium

Lebertran enthält große Mengen der Vitamine A und D. An sich ist das gut, doch wenn man zehn Gramm Lebertran täglich ißt, könnte es zu einer Überdosierung dieser Vitamine kommen. Die fettlöslichen Vitamine A und D sammeln sich und werden nicht aus dem Körper herausgespült, so daß es zu einer Konzentration giftiger Mengen kommen kann.

Weitere Vorteile

Es kristallisiert sich immer mehr heraus, daß Omega-3-Fettsäuren kraftvolle Super-Nährstoffe sind, die bei einer Reihe von Krankheiten wie rheumatischer Arthritis und multipler Sklerose bis hin zu Herzkrankheiten wirken. Für Omega-3-Fettsäuren wird gerade als gesündeste Fette für das Herz viel geworben. Viel Fisch zu essen ist sogar besser als eine vegetarische Ernährungsweise, da Fischöle den Spiegel bestimmter Blutfette, die das Herzinfarktrisiko erhöhen, senken.

Beurteilung

Fischöle stellen die schnellste und wirkungsvollste Methode dar, die Fette in der Brust zu modifizieren. Es laufen gerade sehr zielgerichtete Forschungsstudien, die beweisen sollen, daß Fischöl das Krebsrisiko beim Menschen senken kann. Wenn man es ein oder zwei Jahre lang einnimmt und dabei abwartet, wie sich die klinischen Versuche entwickeln, geht man kaum ein Risiko ein.

Die Amerikanische Gesundheitsstiftung wies in der klinischen Krebsforschung nach, daß Omega-3-Fettsäuren bei Mäusen mit Brustkrebs Metastasen in der Lunge verringerten. Die Forscher legen nahe, daß »Omega-3-Fettsäuren bei Brustkrebs einen Platz in der unterstützenden Ernährungstherapie haben können, besonders als Teil einer neuen, unterstützenden Kur«.

Empfehlung

Verwenden Sie Ergänzungsmittel oder essen Sie Fisch sicheren Ursprungs und nehmen Sie zehn Gramm Fischöl täglich bei starker und zwei Gramm täglich bei geringer Risikogefährdung zu sich.

Schritt 3:
Produzieren Sie gute Östrogene

Nur eine Gemüseart kann in die Östrogensequenz eingreifen, nämlich die der Kreuzblütler. Der Name kommt von den je vier kreuzweise stehenden Kelch- und Blumenblättern, die sie, von Brokkoli bis zu Blumenkohl, alle gemeinsam haben. Europäische Frauen, die mehr Kohl aßen, hatten eine niedrigere Brustkrebssterberate. Laut einer Forschungsstudie in Wisconsin reduzieren Kreuzblütlergemüse das Krebsrisiko um vierzig Prozent. Wie wirken sie? Durch ihren geheimnisvollen Bestandteil Indol-3-Carbinol, welcher die Östrogen-Spaltprodukte in mehr »gutes« (2-Hydroxyesteron) als »schlechtes« Östrogen (16-Alpha-Hydroxyesteron) kanalisiert. Wie bei dem guten und schädlichen Cholesterin im Blut läßt sich die Menge beider Östrogenformen erhöhen und senken. Das *Journal of the National Cancer Institute* berichtete, daß bei finnischen Frauen »schlechtes« Östrogen einer der Hauptfaktoren bei der Brustkrebsentwicklung sein kann, da es sich dauerhaft an den Östrogenrezeptor bindet – wie wenn man eine Autohupe drückt und dann feststellt, daß sie klemmt. Alle anderen Östrogene docken nur kurz an und werden dann freigegeben. Jack Fishman vom Strang-Krebsvorbeugungszentrum glaubt, daß »schlechtes« Östrogen einen sehr großen Teil des Gesamtbildes ausmachen könnte. Frauen mit Brustkrebs haben fast zweimal soviel »schlechtes« Östrogen wie Frauen, die keinen Brustkrebs haben. »Schlechtes« Östrogen verursacht auch Mutationen in den Brustzellen. Ein anderes »schlechtes« Östrogen (4-Hydroxy) kann die DNA direkt schädigen, berichtet Ercole Cavaliere vom Eppley-Krebsforschungsinstitut am Medizinischen Zentrum der Universität von Nebraska.

Warum Kreuzblütlergemüse gut für die Brust sind

Der aktive Bestandteil in Gemüsen aus der Familie der Kreuzblütler, Indol-3-Carbinol, lenkt Östrogen zu mehr »guten« Östrogenen um. Indol-3-Carbinol kann die Menge guten Östrogens verdoppeln und dabei die Menge »schlechten« Östrogens reduzieren, wie in einer Studie im *Journal of the National Cancer Institute* berichtet wurde. Eine Forschungsstudie der Universität von Kalifornien in Berkeley zeigt, daß das Indol-3-Carbinol im Brokkoli das Brustkrebszellenwachstum zum Stillstand bringt, indem es ein wichtiges Enzym ausschaltet, das für den Wachstumszyklus der Zelle wesentlich ist.

Gemüsesorten, die Indol-3-Carbinol enthalten

Blumenkohl	Meerrettich
Bok Choy	Radieschen, Rettich
Brokkoli	Rosenkohl
Brunnenkresse	Rüben
Gartenkresse	Senfsaat
Grünkohl	Steckrüben
Kohl	Wirsing

Superschmecker

Sie mögen kein Gemüse aus der Familie der Kreuzblütler? Das verwundert nicht. Sie sind das, was Wissenschaftler als »Superschmecker« bezeichnen: jemand, der findet, daß diese Gemüsearten ungewöhnlich bitter schmecken. Für Forscher sind Sie damit genetisch im Nachteil, denn Sie essen nicht die Gemüsesorten, welche die stärkste krebsbekämpfende Wirkung haben. Ich muß zugeben, daß auch ich zu dieser Gruppe gehöre. Mir haben diese Gemüse nie geschmeckt, und meiner Familie auch nicht. Ich mag frischen Brokkoli, nicht den weich gedünsteten. Krautsalat ist wahrscheinlich das gaumenfreundlichste Gemüse aus der Familie der Kreuzblütler – wenn er mit der richtigen fettarmen Marinade angemacht ist.

Verbrauchertips

Der aktive Bestandteil Indol-3-Carbinol kann durch Hitze zerstört werden. Sie sollten es daher vermeiden, diese Gemüse zu stark und zu lange zu kochen. Bei leichtem Dünsten oder kurzem Anbraten unter Rühren bleibt der aktive Bestandteil erhalten.

Dosierung

Die Pioniere Leon Bradlow und Jack Fishman führten zu Indol-3-Carbinol eine »Dosierungsstudie« durch und fanden heraus, daß sich erst ab dreihundert Milligramm pro Tag eine positive Wirkung einstellte. Der Haken dabei ist, daß Sie enorme Mengen Gemüse essen müßten, um auf diese dreihundert Gramm zu kommen – z. B. zwei Kohlköpfe. Eine der veröffentlichten Studien zeigte, daß fünfhundert Milligramm zu einer deutlichen Verschiebung zugunsten guter Östrogene führten – das ist ungefähr *fünfzigmal* soviel, wie der Durchschnittsamerikaner gegenwärtig ißt. Japanische und chinesische Frauen, die sehr viel von diesen Gemüsesorten essen, kommen auch nur auf hundert Milligramm Indol-3-Carbinol pro Tag. Im Endeffekt läuft es darauf hinaus, daß es unglaublich schwierig ist, dreihundert Milligramm täglich durch den Verzehr von Gemüse abzudecken. Das Strang-Laboratorium empfiehlt diese Gemüsesorten wegen des Indol-3-Carbinols, der Ballaststoffe, Vitamine und der antioxidierenden Eigenschaften – doch um die volle Wirkung zu spüren, müssen Sie Ergänzungsmittel nehmen (die in Deutschland allerdings nicht zu erhalten sind). Mit Kapseln stellen Sie am besten sicher, daß Sie genügend Indol-3-Carbinol erhalten. Allerdings sollte man nicht gleichzeitig säurebindende Mittel nehmen, wenn man diese Kapseln einnimmt oder solche Gemüse ißt, denn sie verhindern deren Absorption. Bei dreihundert bis fünfhundert Milligramm täglich steigt die Produktion guter Östrogene.

Empfehlung

Essen Sie täglich zwei oder mehr Portionen Gemüse aus der Familie der Kreuzblütler. Erwägen Sie zusammen mit Ihrem Arzt die zusätzliche Einnahme von fünfhundert Milligramm Indol-3-Carbinol über Ergänzungsmittel, wenn Sie stark gefährdet sind. Die Ergänzungsmittel werden zur Zeit noch experimentell erforscht. Da sie noch nicht am Menschen getestet worden sind, kann ich sie gegenwärtig nicht empfehlen, solange keine klinischen Untersuchungsergebnisse vorliegen. Einige Ärzte sind sogar der Meinung, sie sollten nicht in klinischen Tests eingesetzt werden, selbst wenn es sich um synthetisch hergestellte Mittel handelt.

Schritt 4:
Senken Sie den Insulinspiegel

Beweise zeigen nunmehr einen starken Zusammenhang zwischen einem hohen Insulinspiegel und Brustkrebs. Pamela Goodwin und ihre Kollegen an der Universität von Toronto fanden heraus, daß ein hoher Insulinspiegel ein außerordentliches Risiko darstellt. »Das Risiko beträgt bei Frauen mit dem höchsten Insulinspiegel 2,83 gegenüber den Frauen mit dem niedrigsten Insulinspiegel«, wobei der erwartete Wert bei 1,0 lag. Goodwin untersuchte neundundneunzig Frauen vor der Menopause, bei denen gerade knotennegativer Brustkrebs diagnostiziert worden war, und neunundneunzig an Altersschwäche gestorbene Frauen, die einer Biopsie unterzogen worden waren, jedoch keinen Krebs gehabt hatten. Das Auffallende an dieser Forschungsstudie ist, daß viele der Frauen sehr schlank waren. Das ist einer der ersten Anhaltspunkte dafür, warum schlanke Frauen vor der Menopause ein erhöhtes Brustkrebsrisiko haben können. Eine andere Forschungsgruppe vom St.-Thomas-Hospital in London postuliert ebenfalls, daß der hohe Insulinspiegel, der aus der Aufnahme tierischer Fette resultiert, sowie eine Gewichtszunahme, wenn man über dreißig ist, zum Anstieg der Brustkrebshäufigkeit nach der Menopause beigetragen haben könnten. »Fallkontrollstudien haben ergeben, daß ein hoher Insulinspiegel und Fettleibigkeit im Bauchbereich Warnzeichen für Brustkrebs nach der Menopause sind. Zuviel Insulin kann auch bei bereits bestehendem Brustkrebs die Wachstumsaktivität anregen.«

Die meisten von uns kennen Insulin als das Hormon, das

den Blutzuckerspiegel reguliert. Doch es spielt noch eine weitere, ruchlose Rolle. Insulin agiert als Wachstumsfaktor bei der Krebsentwicklung. Und zwar folgendermaßen: Auf der Oberfläche der Brustzellen befinden sich neben den Östrogenrezeptoren auch Insulinrezeptoren. Wenn es sich an diese Rezeptoren hängt, erhöht Insulin die Wahrscheinlichkeit, daß Zellen krebsartig werden. Auch Krebszellen haben Insulinrezeptoren. Wenn das Insulin an den Rezeptor andockt, schaltet es ihn ein, und das führt zu Krebswachstum.

Ein hoher Insulinspiegel regt die Brustzelle eindeutig noch viel stärker dazu an, sich zu verändern, zu wachsen oder sich zu teilen. Wie hoch der Insulinspiegel steigt, hängt unmittelbar mit der Ernährung zusammen.

Im Februar 1999 veröffentlichten Forscher am St.-Thomas-Hospital in London neue Daten und kamen zu der Schlußfolgerung: »Änderungen der Ernährungsweise und des Lebensstils, welche die Insulinempfindlichkeit verbessern, können nicht nur eine Arteriosklerose-Neigung, sondern auch das Brustkrebsrisiko bei Frauen reduzieren.« Diese Forscher sehen das häufige Auftreten von Brustkrebs in der westlichen Welt parallel zu dem Syndrom eines hohen Insulinspiegels, der bei erhöhtem Blutdruck und Arteriosklerose auftritt.

Weiter stellen sie die Hypothese auf, daß die Entstehung von Brustkrebs durch bestimmte Fettsäuren in der Ernährung, Fettansammlungen am Bauch und unzulängliche körperliche Bewegung begünstigt wird, wobei man von all diesen Faktoren annimmt, daß sie bei der Begünstigung der Entwicklung eines Insulinresistenz-Syndroms eine Wechselwirkung haben. Maßnahmen zur Reduzierung des Brustkrebsrisikos bei Verwandten ersten Grades von Brustkrebspatientinnen müssen in einem frühen Lebensalter beginnen. Da ein erhöhter Insulinspiegel durch einen erhöhten IGF-1 bedingt wird, sind nun klinische Versuche im Gange, bei denen Medikamente eingesetzt werden, um die IGF-1-Konzentrationen zum Zwecke der Brustkrebsvorbeugung zu senken. Auch IGF-1 könnte als

Gradmesser dienen. »Neueste Untersuchungen entsprechender Fälle und Fallkontrollstudien legen nahe, daß ein erhöhter körpereigener IGF-1 ein Gradmesser für ein erhöhtes Brustkrebsrisiko bei Frauen vor der Menopause ist.«

Wie Sie Ihren Insulinspiegel bestimmen

Wenn Sie das nächste Mal Ihr Blut untersuchen lassen, bitten Sie Ihren Arzt, auch Ihren Insulinspiegel zu überprüfen. Die meisten Labors führen Insulintests durch. Der Insulinspiegel wird gemessen, nachdem Sie über Nacht nichts gegessen haben, und kann von 79, einem ausgezeichneten Wert, bis zu 190 reichen, was sehr hoch ist. Wie zu erwarten, haben Frauen mit überschüssigem Körperfett einen hohen Insulinspiegel, besonders wenn sich das Fett oberhalb der Taille angesammelt hat.

Bei einer guten Freundin von uns wurde im Alter von neununddreißig Jahren Brustkrebs diagnostiziert. Sie ist ziemlich schlank und fragte sich, wie das möglich war, wo sie doch kein Übergewicht hatte. Der interessanteste Faktor, der zum Brustkrebs beigetragen hat, stellte sich als ihr hoher Insulinspiegel heraus. Überraschenderweise ist der Insulinspiegel bei den schlanksten Frauen am höchsten. Frauen, die viel hochraffiniertes Mehl und wenig Ballaststoffe essen, neigen besonders zu einem hohen Insulinspiegel, auch wenn sie wenig Fett verzehren.

Wie Sie Ihren Insulinspiegel senken können

Wenn Ihr Blutzucker- und Insulinspiegel erhöht ist, könnten Sie Diabetes Typ II haben. Diese Krankheit kann zu schweren

Komplikationen führen, von Blindheit und Herzkrankheiten bis hin zum Verlust einer Niere oder von Gliedmaßen. Sie sollten sich mit einem auf Diabetes spezialisierten Endokrinologen beraten, um Ihre Behandlung zu planen. Grundsätzlich sollte jeder, der einen hohen Insulinspiegel hat, seine Glukosebelastung reduzieren. Ob Sie Diabetes haben oder ob Ihr Insulinspiegel einfach hoch genug ist, Ihr Brustkrebsrisiko zu erhöhen – die folgenden Schritte zur Senkung des Insulinspiegels sind auf jeden Fall von großem Nutzen.

Meiden Sie gesättigte Fettsäuren

Gesättigte Fettsäuren erhöhen die Insulinresistenz. Insulinresistenz bedeutet einfach, daß der Körper auf normal hohe Insulinmengen nicht mehr reagiert und Zucker in die Zellen läßt. Das veranlaßt Ihren Körper, zum Ausgleich noch viel mehr Insulin zu produzieren, was eine Gewichtszunahme und erhöhtes Krebsrisiko nach sich zieht. Die wichtigsten gesättigten Fettsäuren finden sich in Vollmilchprodukten und fettem rotem Fleisch.

Reduzieren Sie Fettleibigkeit am Oberkörper

Ersetzen Sie Omega-6-Fettsäuren, da diese die Insulinresistenz herabsetzen können. Eine Reduzierung der Fettleibigkeit führt zu einer niedrigeren Insulinresistenz und zu einer Verminderung der Insulinproduktion.

Körperliche Bewegung

Es hat sich schon lange gezeigt, daß der Insulinbedarf bei regelmäßiger körperlicher Aktivität sinkt. Der Grund dafür ist, daß durch körperliche Bewegung Zucker in die Muskelzellen gelangen kann, denen Insulin fehlt, so daß der Körper nicht soviel davon zu produzieren braucht.

Reduzieren Sie die Glukosebelastung

In Anbetracht der entscheidenden Rolle der Glukosebelastung bei der Gewichtsabnahme und der Senkung des Insulinspiegels soll Ihnen das anschließende Kapitel zeigen, wie Sie Ihre Glukosebelastung reduzieren können.

Bitte beachten Sie, daß das erhöhte Brustkrebsrisiko im Zusammenhang mit Insulin nicht für Diabetes Typ I gilt, da bei diesem Typ kein körpereigenes Insulin produziert wird. Es gilt nur für Typ II, bei dem zum Ausgleich der Insulinresistenz zuviel Insulin erzeugt wird.

Empfehlung

Um den Insulinspiegel zu senken, sollten Sie gesättigte Fettsäuren meiden und Ihre Glukosebelastung reduzieren.

Schritt 5: Reduzieren Sie die Glukosebelastung

Die Reduzierung der Glukosebelastung ist für mich das führende Ernährungskonzept heutzutage, der effektivste Weg, um schlank zu werden und sein Gewicht zu kontrollieren. In den letzten Jahren erschienen Dutzende neuer Artikel in der wissenschaftlichen Literatur, die dieses Konzept stützen und die Zusammenhänge zwischen einer hohen Glukosebelastung und anderen Krankheiten aufzeigen, von Herzerkrankungen bis hin zu Fettleibigkeit bei Kindern. Nun wird die Glukosebelastung auch mit Brustkrebs in Zusammenhang gebracht. Wegen ihrer stärkereichen Ernährung prophezeite man der italienischen Bevölkerung eine Brustkrebsrate von stattlichen vierzig Prozent.

Sehen wir uns zunächst an, was der Begriff »Glukosebelastung« bedeutet. Die meisten Kohlenhydrate – von Süßigkeiten bis zu komplexen Kohlenhydraten – werden letztlich zu Glukose aufgespalten. Die Glukosebelastung ist eine Maßeinheit für die Gesamtglukosemenge, die an einem Tag durch den Blutkreislauf strömt. Je mehr Glukose in den Blutkreislauf drängt, desto höher die Glukosebelastung. Nach einer großen Mahlzeit kann diese »Belastung« einen beachtlichen Wert erreichen und dem Körper signalisieren, große Mengen an Insulin zu produzieren. Nun glauben viele von uns fälschlich, daß nur Schokoriegel, Eiscreme, zuckerhaltige Limonaden und andere Süßigkeiten den Glukosespiegel beeinflussen. Die meisten gewichtsbewußten Frauen denken, daß sie diesen zuckerhaltigen Lebensmitteln ja erfolgreich aus dem Weg gehen, und hier schnappt die Falle zu. Denn statt dessen essen sie Hunderte von Nahrungsmitteln, die schnell in Glukose umgewandelt werden. Am überraschendsten ist die Wirkung einiger »komplexer Kohlenhydrate«, für die viel Werbung betrieben wird. Produkte aus weißem Mehl, von Nudeln und Getreideflocken bis zu Brezen und Broten, verdienen alle den Titel »komplexe Kohlenhydrate«. Viele davon werden auf dem Etikett sogar als Lebensmittel »mit geringem Fettgehalt« bezeichnet. Obwohl diese Kohlenhydrate in der Tat komplex sind, da sie aus riesigen Zuckermolekülen statt winzigen »Einfachzuckern« bestehen, werden sie schnell zu Glukose abgebaut, viel schneller als Tafelzucker selbst. Wenn Sie die Glukose aus all den Kohlenhydraten, die Sie im Laufe eines Tages zu sich genommen haben, zusammenrechnen, kommen Sie auf das, was Wissenschaftler als Gesamtglukosebelastung bezeichnen. Um Ihre Glukosebelastung bestimmen zu können, müssen Sie zunächst wissen, um wieviel jedes einzelne Lebensmittel Ihren Blutzucker steigen läßt. Hier erfahren Sie, wie man das feststellt.

Bestimmung des Glukosegehalts einzelner Lebensmittel

Wenn Sie auf leeren Magen ein Lebensmittel essen, wird Ihr Blutzucker in regelmäßigen Abständen gemessen, bis ein Spitzenwert erreicht ist. David Jenkins von der Universität von Toronto und andere Wissenschaftler führten diese Messungen bei Hunderten von Lebensmitteln durch. Jedem Kohlenhydrat wurde ein Glukosewert auf einer von Null bis über Hundert reichenden Skala zugeordnet. (Wissenschaftler verwenden dafür den Begriff »glykämischer Index« oder abgekürzt GI.) Lebensmittel mit niedrigem glykämischem Index wie z.B. Bohnen führen nach dem Verzehr nur zu einem sehr geringen Blutzuckeranstieg. Ihr System wird also nur unbedeutend »belastet«. Lebensmittel mit hohem glykämischem Index wie Instant-Kartoffelbrei, weißes Brot, Muffins und Semmeln werden sehr schnell verdaut und lassen den Blutzucker hochschnellen. Da diese Lebensmittel mit hohem glykämischem Index im Prinzip Glukosebomben sind, ist Ihr Blutzucker um so höher, je mehr Sie davon essen.

Die meisten ernährungsbewußten Verbraucher wissen Lebensmittel mit hohem glykämischem Index zu meiden, doch fast alle von uns begehen den Fehler, zu viele Lebensmittel mit mittlerem glykämischem Index wie Reis, Nudeln, Kartoffeln und Produkte aus weißem Mehl zu essen. Diese Kohlenhydrate, die aus Tausenden aneinandergefügter Glukosemoleküle bestehen, dringen wie ein trojanisches Pferd in Ihren Körper ein. Da sie weder süß schmecken noch wie Süßigkeiten aussehen, essen wir Tonnen davon – und halten sie fälschlich für gesund. Doch sobald sie im Verdauungstrakt auseinandergebrochen und damit von ihrer Verkleidung befreit wurden, fließen Millionen von Glukosemolekülen frei in den Blutkreislauf, wie Wasser durch einen gebrochenen Damm. Um Ihre Glukosebelastung zu errechnen, müssen Sie die jeweiligen glykämischen Indices der einzelnen Kohlenhydrate, die Sie essen, addieren. Hier ein Beispiel:

Die folgenden vier »komplexen Kohlenhydrate«, von denen jedes einen überraschend hohen glykämischen Index hat, summieren sich zu einer himmelhohen Glukosebelastung, nämlich auf den Wert 351:

Baguette	95
Instantreis	87
gebackene Kartoffel	85
Cornflakes	84
Gesamt	351

Doch was viele führende Ernährungswissenschaftler beunruhigt, ist die Tatsache, daß man keine Lebensmittel mit maßlos hohem glykämischem Index zu essen braucht, um auf eine hohe Gukosebelastung zu kommen. Nahrungsmittel mit mittlerem glykämischem Index wie weißer Reis oder Nudeln können zu einer schwindelerregend hohen Glukosebelastung führen, wenn Sie täglich mehrere Portionen davon essen. Während einzelne Lebensmittel, die zu einem hohen Anstieg des Blutzuckerspiegels führen, einen hohen glykämischen Index haben, hat eine gesamte Mahlzeit, die aus Lebensmitteln mit hohem oder sogar nur mittlerem glykämischem Index besteht, eine hohe Glukosebelastung. Sehen wir uns nun an, wie sich die folgenden fünf Speisen mit mittlerem glykämischem Index auf die Glukosebelastung auswirken:

Pizza mit Käse	60
Weiße Kartoffel	56
Weißes Pitabrot	57
Hartweizenspaghetti	55
Tortellini mit Käse	50
Gesamt	278

Die Glukosebelastung summiert sich hier immer noch auf stattliche 278 Einheiten.

Warum eine zu hohe Glukosebelastung dick macht

Überschüssiges Insulin ist der wahrscheinlichste Grund, daß Sie übergewichtig sind, und der schwerwiegendste Grund dafür, daß diese Extrapfunde Sie töten werden. Insulin ist der

Auslöser, der die Mechanismen im Körper, die zu einer Gewichtszunahme führen, hochschaltet, und das Hormon, das am stärksten für die zunehmende Fettleibigkeit in den USA verantwortlich ist. Warum? Zuviel Insulin stopft die Fettzellen mit Fett voll, schlägt die Türe zu und wirft den Schlüssel fort. Welcher Zusammenhang besteht nun zwischen Glukosebelastung und Insulin? Je höher die Glukosebelastung, desto höher der Insulinspiegel, da die Glukosebelastung das Insulin steuert. Insulin wandelt Extrakalorien bis zu dreißigmal eher in Fett als in Muskeln um und wird damit zum Super-Fettzellenfüller. Je mehr Fett Sie essen, desto weiter schwingen diese Flutbrücken auf. Das ist der Grund dafür, daß die Kombination von Fett und hohem glykämischem Index so unglaublich dick macht.

Warum eine niedrige Glukosebelastung gut für die Brust ist

Bei einer niedrigen Glukosebelastung sinkt der Insulinspiegel, das Hungergefühl wird schwächer und Fett am Oberkörper wird abgebaut. Ebenso gehen auch die Triglyzeride im Blut zurück. Eine neuere Studie zeigt, daß Frauen mit erhöhtem Triglyzeridspiegel ein höheres Brustkrebsrisiko haben.

Wie man die Glukosebelastung senken kann

Meiden Sie Lebensmittel mit hohem glykämischem Index

Die nachstehend aufgelisteten Lebensmittel verursachen den größten Blutzuckerspiegelanstieg. Darunter befinden sich ein paar wirkliche Überraschungen, so Brezen, Hamburger-Brötchen, Instantreis und Makkaroni mit Käse. Je höher der Wert in der folgenden Tabelle ist, desto mehr wird Ihr Blutzucker nach dem Verzehr dieser Lebensmittel steigen! Wenn Sie diese Speisen furchtbar gern essen, dann kombinieren Sie sie zumindest mit Lebensmitteln mit sehr niedrigem glykämischem Index – sobald Sie abgenommen und Ihr Wunschgewicht erreicht haben. Ein Beispiel wären Sojabohnen, die einen niedrigen glykämischen Index haben, zusammen mit Reis, der einen hohen glykämischen Index hat, was im Durchschnitt einer mittleren Glukosebelastung entspricht.

Lebensmittel mit hohem glykämischem Index

Lebensmittel	*glykämischer Index*
Hamburger-Brötchen	61
Eiscreme	61
Neue Kartoffel	62
Hartweizengrieß	64
Butterkeks	64
Rosinen	64
Makkaroni und Käse (aus der Schachtel)	64
Roggenmehl	65
Couscous	65
Ballaststoffreiches knuspriges Roggenbrot	65
Saccharose (pflanzlicher Zucker)	65
Getreideflocken	66
Müsli	66
Ananas	66
Biskuit	67
Croissant	67

Lebensmittel	*glykämischer Index*
Fanta	68
Maismehl	68
Marsriegel	68
Muffin	69
Weizenbrot, glutenfrei	69
Toast	70
Weizenbiskuit	70
Kartoffel, weiß, püriert	70
Trockenobst	70
Kräcker	71
Hirse	71
Karotte	71
Breze, weiß	72
Wassermelone	72
Popcorn	72
Kaisersemmel	73
Kartoffel, gekocht, püriert	73
Maischips	73
Honig	73
Brotfüllung	74
Pommes Frites	75
Kürbis	75
Donut	76
Waffel	76
Vanillewaffeln	77
dicke Bohnen	79

Lebensmittel	*glykämischer Index*
Weingummi	80
Reis-Krispies	82
Reiskuchen	82
Kartoffel, Instantpüree	83
Corn Flakes	84
Kartoffel, gebacken	85
Instantreis	87
Reis, weiß, stärkearm	88
Reisnudeln, braun	92
Baguette	95
Pastinake	97
Glukosetabletten	102
Maltose (Malzzucker)	105
gefrorenes Tofudessert, milchfrei	115

Tabelle übernommen mit freundlicher Genehmigung des American Journal of Clinical Nutrition *62 (1995): 871–935.*

Ein Zuviel an Glukose macht die meisten Leute schläfriger, als sie sonst wären, und führt dazu, daß sie sogar noch mehr essen in dem Bestreben, Energie zu tanken.

Meiden Sie größtenteils Lebensmittel mit mittlerem glykämischem Index

Wenn Sie wirklich versuchen möchten abzunehmen, dann meiden Sie auch diese Lebensmittel. Es ist sehr überraschend, wie stark Lebensmittel mit mittlerem glykämischem Index zur Glukosebelastung beitragen. Diese Lebensmittel scheinen sicher und herkömmlich zu sein, doch selbst wenn man nur bescheidene Mengen davon ißt, machen sie dick. Je höher der glykämische Index des Lebensmittels, desto höher steigt Ihr Blutzucker nach dessen Verzehr. Wenn Ihr Speiseplan viele davon enthält, hält das Hungergefühl an. Denken Sie nur daran, wie hungrig Sie nach einem chinesischen Gericht mit viel Reis und Nudeln sind. Das Essen wird buchstäblich zu schnell durch Ihr System gespült, um sättigen zu können.

Lebensmittel mit mittlerem glykämischem Index

Lebensmittel	*glykämischer Index*
Makkaroni, 5 Minuten gekocht	45
Linguine, dicker Hartweizen	46
Laktose (Milchzucker)	46
Früchtebrot (Weizen)	47
Instantnudeln	47
Bulgur	48
gebackene Bohnen	48
grüne Erbsen	48
Mais, hoher Stärkegehalt	49
Schokolade	49
Roggenkerne	50
Eiscreme, fettarm	50
Käsetortellini	50
Yam	51
Kiwi	52
Banane	53
Buchweizen	54
Süßkartoffel	54
Kartoffelchips	54

Lebensmittel	*glykämischer Index*
Fruchtcocktail aus der Dose	55
Mango	55
Hartweizenspaghetti	55
Mais	55
Kartoffel, weiß	56
Pitabrot, weiß	57
Orangensaft	57
Dosenpfirsiche in Sirup	58
Reis-Vermicelli	58
Heidelbeeren	59
Reis, weiß, mit hohem Stärkegehalt	59
Käsepizza	60

Tabelle übernommen mit freundlicher Genehmigung des American Journal of Clinical Nutrition *62 (1995): 871–935.*

Ersetzen Sie alle anderen Kohlenhydrate durch Lebensmittel mit niedrigem glykämischem Index

Lebensmittel mit niedrigem glykämischem Index lassen den Insulinspiegel sinken. Das Pritikin Longevity Center in Santa Monica, Kalifornien, meldet ein Absinken des Insulins um durchschnittlich fünfundzwanzig bis dreißig Prozent bei Personen, die Kohlenhydrate in ihrem »puren, unverarbeiteten Zustand« aßen. Sie können buchstäblich alle Kohlenhydrate mit niedrigem glykämischem Index essen, die Sie möchten, da sie so füllend sind und sich kaum auf die Glukosebelastung auswirken, z.B. Bohnen, Gemüse aus der Familie der Kreuzblütler und ballaststoffreiche, zuckerarme Getreideflocken.

Lebensmittel mit niedrigem glykämischem Index

Lebensmittel	*glykämischer Index*
Joghurt, fettarm, ungesüßt, geschmacksneutral	14
Eicheleintopf mit Wild	16
Sojabohnen	18
Reiskleie	19
Kirschen	22
Erbsen, getrocknet	22
Pflaumen	24
Gerste	25
Grapefruit	25
Kidneybohnen	27
Pfirsich, frisch	28
Bohnen, getrocknet	29
Linsen	29
grüne Bohnen	30
schwarze Bohnen	30
Aprikosen, getrocknet	31
Butterbohnen	31
Magermilch	32
Lima-Baby-Bohnen, tiefgekühlt	32
halbe Erbsen, gelb, gekocht	32
Kichererbsen	33
Roggenreis	34

Lebensmittel	*glykämischer Index*
Apfel	36
Birne	36
Spaghetti, Vollwertweizen	37
Gartenbohnen	38
Suppennudeln, 5 Minuten gekocht	38
Tomate	38
Tortilla	38
braune Bohnen	38
Wachtelbohnen	39
Schwarzkopferbsen	42
Trauben	43
Orange	43
Spiralnudeln, Hartweizen	43
Mischgetreide	45

Tabelle übernommen mit freundlicher Genehmigung des American Journal of Clinical Nutrition 62 *(1995): S. 871–935.*

Essen Sie mehr Eiweiß

Wenn man bei einem Gericht die Kohlenhydrate wegläßt und nur das Eiweiß übrigbleibt, steigt der Insulinspiegel nur ganz geringfügig. Eiweiß stillt auch das Hungergefühl und versorgt das Gehirn mit Energie, während es den Insulinspiegel niedrig hält. Eiweiß ist ein großartiges Mittel, ungesunde Kohlenhydrate in Ihrer Ernährung zu ersetzen. Wenn Sie bei einer Mahlzeit Eiweiß statt Kohlenhydrate essen, senken Sie Ihre Glukosebelastung. Fünfzehn bis zwanzig Prozent Eiweiß ist die Menge, die Sie sich zum Ziel setzen sollten. Dean Ornishs Programm sieht noch mehr Eiweiß vor, um die Triglyzeride zu senken, die ebenfalls einen Risikofaktor darstellen. Wenn Sie Soja in Ihren Speiseplan einbauen, kommen Sie leicht auf diese Menge. Eiweiß ist nur dann gefährlich, wenn Sie sehr viele Kalorien und sehr große Mengen essen.

Essen Sie mehr lösliche Ballaststoffe

Je mehr Ballaststoffe Sie essen, desto geringer ist das Risiko eines hohen Insulinspiegels. Lösliche Ballaststoffe bilden ein klebriges Gel, das den Darm auskleidet und die Nahrungsaufnahme verlangsamt, indem es die Glukoseaufnahme bremst und die Insulinreaktion abschwächt. Das folgende Kapitel enthält eine vollständige Liste löslicher Ballaststoffe.

Empfehlung

Meiden Sie alle Lebensmittel mit hohem und mittlerem glykämischem Index, bis Sie Ihr gewünschtes Körpergewicht erreicht haben. Danach können Sie (wenn Sie Ihnen wirklich fehlen!) ein paar Lebensmittel mit mittlerem glykämischem Index auf Ihren Speiseplan setzen.

Schritt 6:
Essen Sie mehr Ballaststoffe

Von allen brustkrebsvorbeugenden Nährmitteln sind Ballaststoffe wohl die, die am meisten unterschätzt werden. Doch in größeren Krebszentren wie dem Memorial-Sloan-Kettering wird ihnen nun endlich der gebührende Tribut gezollt. Moishe Shike, Direktor für klinische Ernährung, meint: »Ich bin fest davon überzeugt, daß Ballaststoffe sehr wichtig sind.«

Warum Ballaststoffe gut für die Brust sind

Es überrascht kaum, daß Ballaststoffe so stark krebsvorbeugend wirken. Ballaststoffe unterbrechen den Östrogenweg an den allermeisten Stellen und senken den Blutspiegel eines Östrogensulfat genannten Östrogens um beachtliche sechsunddreißig Prozent. Das entspricht einem Rückgang des Krebsrisikos bei Frauen, die sich ballaststoffreich ernähren, um vierundfünfzig Prozent. David Rose berichtet in der Zeitschrift *Nutrition,* daß »eine Ergänzung der Nahrung mit Weizenkleie, um auf einen hohen Ballaststoffverbrauch zu kommen, bei Frauen vor der Menopause zu einem bemerkenswerten Rückgang der ... Östron- und Östradiolkonzentration im Blutserum führt«. Warum? Ballaststoffe bilden mehr Östrogenträger, »fangen« das Östrogen im Darm, so daß es nicht wieder in den Blutkreislauf gelangt, senken die Glukosebelastung, stoppen das Hungergefühl und beschleunigen die Gewichtsabnahme. Nur wenige Amerikaner profitieren von den Vorteilen von Ballaststoffen, da unsere Ernährung, gemessen an den Weltstandards, notorisch ballaststoffarm ist. Aufgrund des Ballaststoffmangels schnellt das freie Östrogen in die Höhe.

Dosierung

Bei den meisten Studien ist ein Zusammenhang zwischen Ballaststoffen und Brustkrebs kaum ersichtlich, einfach deshalb, weil die meisten Leute so wenig Ballaststoffe essen, im Durchschnitt etwa zwölf Gramm täglich. Nur zwanzig Gramm Weizenkleie senken den Östrogenspiegel merklich. Das Memorial-Sloan-Kettering-Krebszentrum empfiehlt seinen Brustkrebspatientinnen mindestens fünfundzwanzig bis dreißig Gramm. Ich persönlich empfehle dreißig bis fünfzig Gramm Ballaststoffe.

Verbraucherführer zu Ballaststoffen

Sie werden vermutlich überrascht sein zu erfahren, daß die meisten Lebensmittel, sogar solche, die für ihren Ballaststoffgehalt bekannt sind, verschwindend wenige Ballaststoffe enthalten. Der nachstehende Führer soll Ihnen dabei helfen, die Lebensmittel mit dem höchsten Ballaststoffgehalt auszusuchen. Denken Sie bei der Auswahl daran, daß es zwei verschiedene Ballaststoffarten gibt, unlösliche und lösliche. Sie unterscheiden sich wie folgt:

Unlösliche Ballaststoffe binden das Östrogen im Darm am besten. Der Bestandteil mit der stärksten Bindekraft ist die Zellulose. Weizenkleie ist eine ausgezeichnete Zellulosequelle. Die Tabelle auf der nächsten Seite umfaßt die Lebensmittel, welche die meisten unlöslichen Ballaststoffe enthalten. Wenn ich auf einem Packungsetikett die Nährstoffangaben lese, möchte ich mindestens fünf Gramm Ballaststoffe und weniger als fünf Gramm Zucker pro Portion sehen.

Lebensmittel mit hohem Gehalt an unlöslichen Ballaststoffen

Lebensmittel (100-Gramm-Portion)	*Unlösliche Ballaststoffe (Gramm)*
Frühstücksflocken	
All Bran mit Extra Ballaststoffen, Kellogg	46,20
All Bran, Kellogg	25,70
Rosinen Bran, Kellogg	11,10
Getreide	
Maiskleie, ungekocht	80,40
Weizenkleie	37,60
Weizenkeime	14,30
Popcorn	10,80
Mehl, Vollwertweizen	9,10
Mehl, Roggen	9,00
Graupen, ungekocht	8,40
Spaghetti, Vollwertweizen, ungekocht	7,80
Makkaroni, Vollwertweizen, ungekocht	6,90
Maismehl, grob	6,90
Haferschrot, ungekocht	4,60
Hafermehl	4,00
Brote und Kräcker	
Kräcker, Imbiß, Vollwertweizen	9,10
Toast, Weizen	7,10
Roggenbrot	6,80
Pumpernickel	4,50

Lebensmittel (100-Gramm-Portion)	*Unlösliche Ballaststoffe (Gramm)*
Obst	
Pfirsiche, getrocknet	4,20
Feigen, getrocknet	4,20
Aprikosen, getrocknet	3,50
Backpflaumen, getrocknet	2,80
Gemüse	
Okra, frisch, geschnittene Schoten	4,40
Rübe, gekocht	3,90
Rosenkohl, frisch	2,70
Petersilie, frisch	2,60
Rosenkohl, gekocht	2,40
Pastinake, gekocht	1,90
Winterwirsing, frisch	1,80
Knollensellerie, frisch	1,60
Hülsenfrüchte	
Weiße Bohnen, getrocknet, ungekocht	13,30
Wachtelbohnen, getrocknet, ungekocht	11,90
Kidneybohnen, dunkelrot, getrocknet, ungekocht	11,30
Mondbohnen, getrocknet, ungekocht	10,60
Sojabohnen, getrocknet, ungekocht	10,50
Linsen, getrocknet, ungekocht	10,30
Kichererbsen, getrocknet, ungekocht	8,50
Mungbohnen, getrocknet, ungekocht	8,20

Lebensmittel (100-Gramm-Portion)	*Unlösliche Ballaststoffe (Gramm)*
halbe Bohnen, getrocknet, ungekocht	5,10
Wachtelbohnen, getrocknet, gekocht	4,70
Gartenbohnen, getrocknet, gekocht	4,70
Kidneybohnen, dunkelrot, getrocknet, gekocht	4,60
Mondbohnen, getrocknet, gekocht	4,40
schwarze Bohnen, gekocht	4,30
Schweinefleisch und Bohnen mit Sauce, gekocht	2,20
Nüsse und Kerne	
Kokosnuß, getrocknet	14,90
Mandeln	7,70
Kokosnuß, frisch	7,20
Sesamkerne	7,20
Haselnüsse	5,20
Erdnüsse, frisch	5,10
Erdnüsse, geröstet	5,10
Sonnenblumenkerne	4,00

Übernommen aus Plant and Fiber in Foods, 2. *Auflage.*
Mit freundlicher Genehmigung von James W. Anderson, 1990, HCF Nutrition Research Foundation.

Weitere Vorteile

Herzkrankheiten

Mit jedem Extragramm an Ballaststoffen, das Sie pro Tag essen, sinkt das Risiko von Herzerkrankungen um zwei Prozent, berichtete die Harvard School of Public Health. Meine Frau und ich haben herausgefunden, daß Ballaststoffe der wichtigste Einzelfaktor bei der Gewichtskontrolle sind. Indem sie die Verdauung verlangsamt und die Nahrung »länger vorhalten läßt«, führt eine erhöhte Ballaststoffaufnahme zu einer drastischen Senkung des Hungergefühls. Bei einer wichtigen Forschungsstudie wurde z.B. das Sättigungsgefühl bei verschiedenen Brotarten untersucht. Während praktisch ballaststofffreies weißes Brot endlos weitergegessen werden konnte, hatte ballaststoffreiches Vollwertbrot sozusagen eine natürliche eingebaute »Bremse«. Nach ein paar Scheiben waren die Studienteilnehmer ganz einfach voll – und futterten sich nicht durch den ganzen Laib. Ballaststoffreiche Lebensmittel sind füllender, und es dauert länger, sie zu essen, was Ihrem Gehirn die Chance gibt, die Nahrungsaufnahme zu registrieren, bevor Sie sich überessen. Sehen wir uns zunächst die besten »Anti-Hunger«-Ballaststoffe an.

Lösliche Ballaststoffe

Sie halten Hunger, Blutzucker und Cholesterin am besten unter Kontrolle. Sie bremsen das Hungergefühl so erfolgreich, daß sie zu Recht »Könige der Magenfüller« genannt werden.

Lösliche Ballaststoffe sind den unlöslichen eindeutig überlegen, doch Sie müssen sich nicht zwischen den beiden entscheiden. Jedes Lebensmittel, das ein Gramm lösliche Ballaststoffe enthält, enthält normalerweise weitere drei Gramm unlösliche Ballaststoffe. Mit einer ballaststoffreichen Ernährung können Sie Ihren Blutzucker- und Insulinspiegel hervorragend regulieren, da Ballaststoffe Zucker im Magen binden, so daß dieser weit langsamer in den Blutkreislauf gelangt.

Lebensmittel mit hochlöslichen Ballaststoffen

Lebensmittel (100-Gramm-Portion)	*Lösliche Ballaststoffe (in Gramm)*
Getreideflocken	
Weizenkleie, allgemein	7,6
All Bran, Kellogg	5,1
All Bran mit Extra-Ballaststoffen, Kellogg	3,2
Getreide	
Hafermehl	5,5
Roggenmehl	3,9
Graupen, ungekocht	3,4
Weizenkleie	3,4
Weizenkeime	3,2
Weizenvollwertmehl	1,8
Brot	
Pumpernickel	3,9
Roggenbrot	3,0
Obst	
getrocknete Aprikosen	4,4
getrocknete Feigen	4,0
getrocknete Backpflaumen	3,8
getrocknete Pfirsiche	3,8

Lebensmittel (100-Gramm-Portion)	*Lösliche Ballaststoffe (in Gramm)*
Gemüse	
Okraschoten, frisch, geputzt	2,9
Petersilie, frisch	2,8
Rosenkohl, frisch, gekocht	2,5
Rüben, gekocht	2,2
Winterwirsing, frisch	2,0
Hülsenfrüchte	
Kidneybohnen, dunkelrot, getrocknet, gekocht	3,2
Cranberry-Bohnen, getrocknet, gekocht	3,1
Mondbohnen, getrocknet, gekocht	2,9
schwarze Bohnen, gekocht	2,8
Gartenbohnen, getrocknet, gekocht	2,4
Wachtelbohnen	2,2
Nüsse und Kerne	
Haselnüsse	2,5
Sonnenblumenkerne	2,1
Backwaren	
Weizenkleie-Kekse	2,5
Weizenkleie-Fruchtmuffins	2,4
Weizenkleie-Frucht-Jumbokekse	2,4
Weizenkleie-Frucht- und Nußkekse	2,0

Diese Tabelle wurde mit Erlaubnis der HCF Nutrition Research Foundation nachgedruckt.

Vom rein praktischen Standpunkt aus sind Bohnen und ballaststoffreiche Getreideflocken der vernünftigste Weg, viele lösliche Ballaststoffe zu sich zu nehmen. Ansonsten müßten Sie Riesenmengen Gemüse oder Getreide essen. Beispielsweise wären 1600 Kalorien Rosenkohl notwendig, um auf zehn Gramm lösliche Ballaststoffe zu kommen. Vergleichen Sie das mit der einen Tasse Sojabohnen, die zehn Gramm lösliche Ballaststoffe enthält.

Beginnen Sie langsam! Eine Tasse Bohnen mit reichlich löslichen Ballaststoffen kann für Stunden ein unangenehmes Völlegefühl hervorrufen; nach zwölf Stunden könnten Sie sich immer noch voll fühlen. Sie könnten sogar schuldbewußt denken, Sie hätten zuviel gegessen. Was Sie überraschen wird, ist die Tatsache, daß Sie sich mit nur 300 Kalorien aus Bohnen weitaus satter fühlen, als Sie es mit 1500 Kalorien von einem Hochrippensteak und Kartoffeln je wären. Lösliche Ballaststoffe ziehen Wasser in den oberen Darmtrakt und erzeugen dadurch sogar noch mehr Ballast und ein stärkeres Völlegefühl. Um Beschwerden zu vermeiden, sollten Sie anfangs nicht mehr als eine halbe Tasse Lebensmittel mit löslichen Ballaststoffen täglich essen. Erhöhen Sie diese Ration alle paar Tage um eine Vierteltasse, bis Sie auf eineinhalb Tassen kommen. Wenn Sie glauben, sehr viele ballaststoffreiche Lebensmittel gegessen zu haben, und nicht die Wirkung verspüren, von der Sie gerade gelesen haben, sollten Sie sich genauer ansehen, welche Art Ballaststoffe Sie gegessen haben. Die meisten weiterverarbeiteten Lebensmittel sind bekanntermaßen arm an löslichen Ballaststoffen.

Ein anderes großes Problem ist die Gasbildung. Während der ersten beiden Wochen, in denen Sie viele Ballaststoffe essen, werden Sie eine vermehrte Gasbildung feststellen. Doch sobald die »guten« Darmbakterien über die »schlechten« gesiegt haben, verschwindet dieses Phänomen.

Beurteilung

Ballaststoffe sind eine sehr effiziente Methode zur Regulierung des Gewichts und des Cholesterinspiegels und beim Eingriff in die Östrogensequenz. Ballaststoffe sind rundum gesundheitsfördernd und haben keinerlei Nachteile.

Empfehlung

Essen Sie fünfunddreißig bis sechzig Gramm Ballaststoffe pro Tag. Wenn Sie das Hungergefühl eindämmen oder Ihr Gewicht regulieren möchten, sollten Sie sicherstellen, daß zehn Gramm davon lösliche Ballaststoffe sind. Eine aktuelle Studie bezweifelt zwar die Präventivwirkung von Ballaststoffen bei Dickdarmkrebs; allerdings aßen die Teilnehmer an dieser Studie weit weniger Ballaststoffe als hier empfohlen, und darüber hinaus auch noch Ballaststoffe von geringerer Qualität.

Schritt 7: Wehren Sie oxidativen Streß ab

Bisher haben wir in diesem Buch gezielt darauf geachtet, wie man den kritischen Östrogenpfad unterbrechen und die Förderung von Krebswachstum und -entwicklung tiefgreifend unterbinden kann. Das vorliegende Kapitel beschäftigt sich hingegen damit, wie die Entstehung von Krebs verhindert werden kann. Da wir so wenig über die Auslöser wissen, die eine normale in eine krebsartige Zelle verwandeln, erfolgt hier ein neuer Ansatz: Der oxidative Streß soll abgebaut werden. Das erreicht man am besten mit Obst und Gemüse; das sind die stärksten *Anti*oxidantien. Es gibt eine großartige Neuigkeit: Wissenschaftler beobachteten bei Frauen, die viel Gemüse essen, einen Brustkrebsrückgang um vierzig Prozent, sogar bevor sie noch zusätzlich Obst aßen.

Die Schutzwirkung von Obst und Gemüse für die Brust

Eine Ernährung mit viel Obst und Gemüse ist der durchschlagendste aktive Schritt zur Abwehr von oxidativem Streß. Obst und Gemüse ersetzen auch Stärke und verringern so die Glukosebelastung.

Dosierung: Wieviel davon sollten Sie also essen? Wenn Sie den oxidativen Streß wirklich senken möchten, sind neun Portionen Gemüse und Obst täglich der richtige Weg. Das ist die vom Nationalen Krebsinstitut der USA empfohlene maximale Menge. Bei den meisten Maßnahmeprogrammen mit viel Obst und Gemüse kommt der Neunmal-am-Tag-Plan zum Tragen. Das klingt nach sehr viel, doch Gemüse hat die höchste Konzentration an Mineralien, Vitaminen und anderen wichtigen Nährstoffen. Und für die größte Menge Nährstoffe bekommen Sie die kleinste Menge Kalorien! Obst und Gemüse sind reich an Ballaststoffen, die das Hungergefühl eindämmen, und ein natürlicher Ersatz für Fett und raffinierte Kohlenhydrate in der Ernährung. Bei neun Portionen am Tag kann sich bei gesunden Menschen der Karotinoidspiegel verdoppeln. Karotinoide sind die Pigmente, die Gemüse und Obst ihre grüne, gelbe und rote Farbe verleihen. Karotinoide wirken stark antioxidativ und krebsbekämpfend. Das bekannteste Beispiel ist Betakarotin, wobei Lutein, Zeaxanthin und Lycopin in der wissenschaftlichen Welt zunehmend Respekt als starke Antioxidantien gewinnen. Karotinoide brauchen etwa sechs Tage, um Spitzenwerte im Blut zu erreichen.

Obst und Gemüse sollten über den Tag verteilt verzehrt werden, und zwar aus folgendem Grund: Der oxidative Streß geht zurück, sobald das Obst bzw. Gemüse gegessen und verdaut ist, da die Nährstoffe ins Blut aufgenommen werden. Die Karotinoide im Blut steigen unmittelbar nach den Mahlzeiten. Beispielsweise kommt es sechs Stunden nach dem Genuß von Tomaten zu einem erkennbaren Anstieg von Lycopin im Blut, danach sinkt dieser Wert wieder. Lycopin verleiht Tomaten ihre rote Farbe. Ratten, die mit einer mit Lycopin angereicherten Tomaten-Rezeptur gefüttert wurden, entwickelten weniger und kleinere Brustkrebstumoren als Ratten, die kein Lycopin bekamen. Neue Ergebnisse zeigen, daß Lycopin sehr wahrscheinlich das Karotinoid ist, das für den Schutz vor Herzerkrankungen und Krebs verantwortlich ist, den man lange dem Betakarotin zugeschrieben hatte. Lycopin hemmt das Brustkrebswachstum viel stärker als Betakarotin. Merkwürdigerweise kann Lycopin erst in gekochter und konzentrierter

Form richtig absorbiert werden. Das macht Tomatensauce, Tomatenmark, Ketchup und erhitzten Tomatensaft zu den besten Lycopinquellen. Sonnengereifte Tomaten enthalten das meiste Lycopin.

Viele Frauen sind der Ansicht, daß eine solche Ernährung am einfachsten zu befolgen ist, wenn man Vegetarierin wird. Tatsächlich haben Vegetarierinnen weniger Östrogen und weniger Brustkrebs, wie Untersuchungen an Adventisten vom Siebenten Tage belegten, die strikte Vegetarier sind.

Wie wird der oxidative Streß gemessen?

Sie essen also neunmal täglich Obst und Gemüse. Bewirkt das irgend etwas Gutes? Zora Djuric, Brustkrebsspezialistin am Barbara Ann Karmanos Cancer Institute in Detroit, hat einen einfallsreichen Ersttest zur Messung von oxidativem Streß entwickelt. Trommelt jeden Tag ein Feuersturm von Oxidationsschäden auf Ihre Gene ein? Frau Djurics Test kann es Ihnen sagen. Sie mißt direkt die Schädigung der DNA. Ihr ist es bereits gelungen, den oxidativen Streß von Patienten und die Wirkung der Ernährung zu bestimmen. Die Überraschung dabei? Die gleiche Ernährung wirkt sich bei verschiedenen Personen ganz unterschiedlich aus. Manchen reichen fünf Früchte und Gemüse, um die oxidative Flamme zu löschen, während bei anderen neun zu wenig sind. Der Test könnte schon bald erhältlich sein und Ihnen erlauben zu bestimmen, wo Sie mit Ihrer Ernährung stehen.

Ob ich glaube, daß manche Lebensmittel besser als andere sind? Absolut! Sie finden in diesem Buch Tabellen mit den nährstoffreichsten Früchten und Gemüsen und spezielle Beschreibungen derjenigen Früchte und Gemüse, die eine besondere Wirkung haben.

Antioxidationsvermögen ausgewählter Gemüsesorten

Gemüsesorte	*Antioxidationsvermögen*
Knoblauch	19,4
Grünkohl	17,7
Spinat	12,6
Rosenkohl	9,8
Alfalfasprossen	9,3
Brokkoliröschen	8,9
Rübe	8,4
rote Paprikaschote	7,1
Zwiebel	4,5
Mais	4,0
Aubergine	3,9
Blumenkohl	3,8
Kartoffel	3,1
Süßkartoffel	3,0
Kohl	3,0
Kopfsalat	2,6
Karotte	2,1
grüne Bohne	2,0
gelber Kürbis	1,5
Eisbergsalat	1,2
Sellerie	0,6
Gurke	0,5

Tabelle übernommen aus dem Journal of Agricultural and Food Chemistry *44 (1996): 3426–3431.*

Gemüse

Die wertvolle Tabelle auf S. 141 zeigt, in welchem Maße Gemüse als Antioxidantien fungieren. Die angegebenen Werte sind in ORAC ausgedrückt; diese Abkürzung steht für das Absorptionsvermögen von Sauerstoffradikalen. Ein Sauerstoffradikal ist die Substanz, die das genetische Material schädigt. Die Fähigkeit von Antioxidantien, Sauerstoffradikale zu absorbieren, nennt man Absorptionsvermögen. Trotz des Rummels, der um Knoblauch gemacht wird, war ich doch überrascht, ihn ganz oben auf der Liste der Lebensmittel zu sehen, die Sauerstoffradikale absorbieren können. Je mehr Lebensmittel von der Spitze dieser Liste Sie essen, desto besser. Zufällig sind die Gemüse, die am meisten dabei helfen, gute Östrogene zu produzieren, von Rosenkohl über Brokkoli bis zu Kohl, gleichzeitig großartige Antioxidantien. Am erfreulichsten ist, daß gaumenfreundliche Gemüse wie Knoblauch, Grünkohl, Zwiebeln, Mais und Süßkartoffeln so weit oben auf der Liste stehen.

Suchen Sie nach einer einfachen Faustregel für die Zusammenstellung aller Gemüse, die Sie benötigen? Zora Djuric dringt darauf, daß die Teilnehmerinnen an ihren Forschungsstudien viele verschiedene Obst- und Gemüsesorten essen, damit sichergestellt ist, daß sie viele unterschiedliche Antioxidantien aufnehmen. Sie empfiehlt fünf Portionen täglich in folgender Zusammensetzung:

- 1 rotes Gemüse
- 1 orangefarbenes Gemüse
- 1 dunkelgrünes Gemüse
- 2 andere Gemüse

Portionsgröße:

- ½ Tasse gekochtes Gemüse oder
- 1 Tasse rohes Blattgemüse

Obst

Wenn Sie Gemüse nicht besonders mögen, gibt es eine gute Nachricht für Sie: Bei der Abwehr von oxidativem Streß können sich viele Früchte durchaus sogar mit den besten Gemüsen messen.

Antioxidationsvermögen ausgewählter Obstsorten

Obstsorte	*Antioxidationsvermögen*
Erdbeere	15,36
Pflaume	9,49
Orange	7,50
Weintraube, rot	7,39
Kiwi	6,02
Grapefruit, pink	4,83
Grapefruit, weiß	4,46
Banane	2,21
Apfel	2,18
Tomate	1,89
Birne	1,34
Melone	0,97

Tabelle übernommen aus dem Journal of Agricultural and Food Chemistry 44 *(1996): 701–705.*

Zora Djurics Patentlösung sieht hier so aus:

- 2 Vitamin-C-reiche Früchte
- 2 andere Früchte

Portionsgröße:

- 1 mittelgroßes Fruchtstück oder
- 170 g hundertprozentiger Fruchtsaft oder
- ½ Tasse gewürfelte Früchte oder
- ¼ Tasse Trockenobst

Walter Willett von der Universität Harvard berichtete im *Journal of the National Cancer Institute* vom März 1999, daß »der Verzehr von Obst und Gemüse mit einem hohen Gehalt an spezifischen Karotinoiden und Vitaminen das Brustkrebsrisiko vor der Menopause senken kann ... Dieser Zusammenhang zeigte sich stärker bei Frauen vor der Menopause, in deren Familie Brustkrebs vorkam.« Die Wirkung war bei Frauen, die fünf statt zwei Portionen pro Tag aßen, stärker. Bei Frauen, die mehr als 15 Gramm Alkohol täglich tranken, nahm das Risiko ab, je mehr in Lebensmitteln enthaltene Betakarotine sie zu sich nahmen. Auch in Zeitungsmeldungen lesen Sie oft von ganz bestimmten Antioxidantien. Jahrelang war das hauptsächlich Betakarotin, doch jetzt schwärmt man von Lycopin. Die folgende Tabelle, die von Catherine Rice-Evans in London zusammengestellt wurde, listet die Antioxidationswerte der allerbesten Antioxidantien auf sowie die Lebensmittel, in denen sie zu finden sind.

Antioxidationspotential

Das Antioxidationspotential jeder der Substanzen in der folgenden Tabelle wird mit dem Antioxidationspotential von Vitamin E verglichen. Der Fachausdruck dafür lautet »Troloxäquivalente Antioxidationsaktivität«. Trolox ist ein wasserlösliches Vitamin E. So hätte z. B. Quercetin die 4,7fache Antioxidationsfähigkeit von Vitamin E. Das sagt eine ganze Menge aus, da Vitamin E als starkes und wirksames Antioxidans gilt, besonders bei Patienten mit Herzkrankheiten.

Lebensmittel mit den höchsten Antioxidationswerten

Antioxidans	*Antioxidationswert*	*Lebensmittel*
Quercetin	4,7	Zwiebeln, Apfelschalen, Beeren, blaue Trauben, Tee, Brokkoli
Cyanidin	4,4	Trauben, Himbeeren, Erdbeeren
Delphinidin	4,4	Auberginenschale
Epigallocatechin	3,8	Tee
Lycopin	2,9	Tomaten
(Epi)catechin	2,4	blaue Trauben, Rotwein
P-coumaricsäure	2,2	weiße Trauben, Tomaten, Spinat, Kohl, Spargel
Luteolin	2,1	Zitronen, Oliven, Sellerie, rote Paprikaschoten
Beta-Crypthoxanthin	2,0	Mangos, Papayas, Pfirsiche, Paprikaschoten, Orangen
Betakarotin	1,9	Karotten, Süßkartoffeln, Tomaten, Paprikaschoten, grüne Gemüse
Taxifolin	1,9	Zitrusfrüchte
Ferulicsäure	1,9	Getreide, Tomaten, Spinat, Kohl, Spargel
Oenin	1,8	blaue Trauben, Rotwein
Lutein	1,5	Bananen, Satsuma-Orangenschalen, Eigelb, grüne Gemüse
Apigenin	1,5	Sellerie, Petersilie
Zeaxanthin	1,4	Paprikaschoten, Satsuma-Orangenschalen
Chrysin	1,4	Obstschalen

Antioxidans	*Antioxidationswert*	*Lebensmittel*
Alphakarotin	1,3	Tomaten, Karotten, grüne Gemüse
Kaempferol	1,3	Endiviensalat, Lauch, Brokkoli, Grapefruits, Tee
Caffeicsäure	1,3	weiße Trauben, Oliven, Spinat, Kohl, Spargel
Chlorogenicsäure	1,3	Äpfel, Birnen, Kirschen, Pflaumen, Tomaten, Pfirsiche
Vitamin C	1,0	Obst, Gemüse
Vitamin E	1,0	Getreide, Nüsse, Öl
Echinenon	0,7	Artemia
Naringin	0,24	Zitrusfruchtschalen
Astaxanthin	0,03	Lachs, Lebensmittelfarben, Krabben
Canthaxanthin	0,02	Karotten, Grünkohl, Lebensmittelfarben, rote Paprikaschoten

Übernommen aus Biochemical Society Transactions *24 (1996): 790–794.*

Warnung vor Ergänzungsmitteln

Die Versuchung, sich zum Ausgleich einer dürftigen Ernährung auf Vitaminzusätze zu verlassen, ist groß. Doch nirgends gewinnen Sie weniger dabei als bei der Brustkrebsvorbeugung. Forschungsstudien liefern positive Beweise, daß echtes Obst und Gemüse eine starke Wirkung haben, während es keinen wissenschaftlichen Beweis dafür gibt, daß isoliert genommene einzelne Vitamine gleichermaßen wirken. Die Aussonderung einzelner Nährstoffe wäre extremer Reduktionismus, und dieser Schuß beginnt bereits nach hinten loszugehen. Die Forschung sieht einen Zusammenhang zwischen Betakarotin-Ergänzungsmitteln und einem erhöhten Lungen- und Darmkrebsrisiko. Manche Wissenschaftler glauben, daß Betakarotin die Aufnahme anderer wichtiger Karotine, von denen es fast fünfhundert gibt, blockieren und so das Krebsrisiko erhöhen kann, indem es den Körper dieser wichtigen Nährstoffe beraubt. Larry Norton, Chef der Brustkrebsstation am Memorial-Sloan-Kettering-Krebszentrum, demonstrierte, daß Brustkrebszellen in einer Petrischale bei Vitamin-C-Gaben tatsächlich wachsen. Er empfiehlt seinen Brustkrebspatientinnen, *keine* Vitaminzusätze zu nehmen. Andrew Weill dagegen hält es immer noch für sinnvoll, Vitamin C als Bestandteil einer allgemeinen gesunden Lebensweise einzunehmen. Gibt es Ergänzungsmittel, die Sie nehmen sollten? Für den Schutz vor Herzerkrankungen und Störungen des Nervensystems sind die Vitamine B6, B12 und Folat wichtig und werden oft ergänzend genommen. Vitamin E trägt dazu bei, die Oxidation von Fischölen im Körper zu verhindern, und schützt vor Herzkrankheiten. Es sind jedoch keine Vitaminzusatzmittel bekannt, die vor Brustkrebs schützen. Da die Möglichkeit besteht, daß einige Ergänzungsmittel wie Betakarotin und Vitamin C das Krebsrisiko erhöhen könnten, ist es am besten, wenn Sie die größtmögliche Menge an Vitaminen aus Lebensmitteln schöpfen und Ergänzungsmittel nur dann nehmen, wenn nach ärztlicher Rücksprache die Notwendigkeit dazu besteht.

Damit soll die positive Wirkung von Vitamin C in Lebensmitteln nicht herabgesetzt werden. Die US-Gesundheitsinstitute in Bethesda, Maryland, schlagen vor, die empfohlene tägliche Einnahme von sechzig auf zweihundert Milligramm Vitamin C täglich zu erhöhen. Sie weisen darauf hin, daß Vitamin C in Pillenform das Krebsrisiko nicht senkt. Auch eine Ernährung, die viel von dem Antioxidans Betakarotin enthält, kann dabei helfen, das Brustkrebsrisiko nach der Menopause zu senken, berichten Forscher in der Zeitschrift *Epidemiology* des Zentrums für Krankheitskontrolle und -vorbeugung in Atlanta, Georgia.

Wie Gemüse zubereitet werden soll

Hassen Sie Gemüse? Willkommen im Club. Bei der letzten Umfrage aßen vielleicht elf Prozent der Amerikaner auch nur die fünf empfohlenen Portionen Obst und Gemüse täglich. Beim Verzehr von Obst und Gemüse besteht die geringste Akzeptanz in der Ernährung überhaupt: 140 Millionen Amerikaner nehmen nicht die empfohlenen Mengen zu sich. Bei uns zu Hause haben wir das Problem so gelöst: Wir essen nur wenige wirklich sehr gut schmeckende Gemüsesorten wie Süßkartoffeln, die sehr viele Antioxidantien enthalten. Entweder braten wir sie, oder wir geben sie in den Entsafter (siehe unten).

Nach Mittelmeerart

Wenn Sie kein welkes, matschiges Gemüse mögen, hier eine großartige, kompromißlose Lösung. Sie ist ein wesentliches Element der Ernährung im Mittelmeerraum: in Olivenöl gebratenes Gemüse. Das kommt Ihren Gelüsten nach Fett sehr entgegen und kann viel gesünder sein als große Mengen eines fettarmen, jedoch zuckerreichen Salatdressings.

Der Vita-Mixer

Wir verwenden einen Vita-Mixer, um einen schnell zu trinkenden, superstarken Gemüsecocktail zu kreieren, der einem sofort einen Kick gibt – garantiert. Das Gerät wird vom Zentrum für Wissenschaft im Interesse der Öffentlichkeit in Washington, D. C., empfohlen. Man kann einen ganzen Teller Obst und Gemüse damit pressen und es so in einer Portion trinken. Sie können das leicht machen, wenn Sie abends heimkommen. Der Vita-Mixer hat 37000 Umdrehungen pro Minute, fast zwei PS und einen Motor in Rasenmäherqualität, der Fruchtfleisch, Schalen und sogar Kerne in tausend Stücke schlägt. Bei

Standardentsaftern wird der Saft oft so grobkörnig, daß er unangenehm zu trinken ist. Der Vita-Mixer erzeugt ein glattes Püree. Der Hersteller behauptet, daß alle Nährstoffe erhalten bleiben und das Gerät sogar mehr davon freisetzt, als selbst das körpereigene Verdauungssystem es könnte. In unserer Familie bereiten wir mehrere Mixgetränke täglich zu, damit wir schnell und einfach auf unsere Gesamtmenge an Antioxidantien kommen. Ärzte vom Strang-Krebszentrum schlagen vor, ein Drittel eines Brokkolikopfes zusammen mit einem Viertel Kohlkopf zu mixen und mit der gleichen Menge Karottensaft zu mischen.

Mongolischer Feuertopf

Auf diese Art esse ich Gemüse am liebsten: Brokkoli, Kohl, Wurzeln, Zwiebeln, Knoblauch, Paprikaschoten ... bis zu zehn verschiedene Gemüsesorten werden in einem Topf gegart ... in kochendem Wasser! Fügen Sie Teriyaki-Sauce hinzu, und das Gemüse wird weit knuspriger und schmackhafter, als Sie es sich je hätten vorstellen können. Sie werden Gemüsesorten, von denen Sie immer dachten, Sie würden sie hassen, richtig mögen! Falls Sie keinen Mongolischen Feuertopf besitzen, können Sie auch einen Wok benutzen, der sowohl für den Gas- als auch für den Elektroherd erhältlich ist.

Gefahren durch Gemüse

Viele Vegetarier meinen, daß sie sich sicherer ernähren, nur weil sie kein Fleisch essen. Viele ersetzen das Fleisch in der Nahrung durch andere Lebensmittel, die reich an tierischen Fetten und Cholesterin sind, wie Käse und Vollmilchprodukte. Eine neuerliche Studie an fast elftausend gesundheitsbewußten Personen, von Fleischessern bis zu Vegetariern, zeigte, daß eine vegetarische Ernährung an sich das Krankheitsrisiko nicht mindert, da viele Vegetarier trotzdem reichlich Kalorien und gesättigte Fettsäuren zu sich nahmen. Ich amüsiere mich z. B. immer beim Fliegen. Ich bestelle eine vegetarische Mahlzeit. Ziemlich gesund, oder? Der Reis und die Bohnen sehen wunderbar aus und schmecken auch so. Das sollten sie auch, denn sie schwimmen in Omega-6-Fettsäuren. Noch besser schmeckt die geschlagene Landbutter. Sie wirbt sogar mit der Aufschrift »50 % Pflanzenöl«. Doch der Hauptbestandteil ist eine Trans-Fettsäure: partiell fettgehärtetes Sojaöl. Noch amüsanter ist der Hafermehl-Keks mit Rosinen, dessen Hauptbestandteile weißes Mehl, fettgehärtete Öle und reiner Kristall-Fruchtzucker sind. Sie könnten sich also an eine streng vegetarische Ernährung halten, die jedoch reichlich Omega-6-Fettsäuren, eine hohe Glukosebelastung und wenig Omega-3-Fettsäuren und Soja enthält. Genau das tun viele Vegetarier, doch für die Krankheitsvorbeugung nützt das wenig.

Beurteilung

Es ist ganz einfach so, daß die meisten Gemüse bei der Krebsbekämpfung eine sehr unspezifische Rolle spielen. Gemüse bauen den allgegenwärtigen oxidativen Streß ab und senken das Brustkrebsrisiko, doch nicht auf dramatische Weise. Wenn Sie sich bereits an die in diesem Buch empfohlenen Maßnahmen halten, verstärken Obst und Gemüse deren positive Wirkung. Doch alleine, ohne die anderen Maßnahmen, für die hier plädiert wird, haben sie nur eine bescheidene Wirkung, da sie so wenig zur Unterbrechung der Östrogensequenz beitragen. Das ist der Grund, warum die Resultate einer vegetarischen Ernährung enttäuschen. Das Essen zu vieler Vegetarier ist reich an Bestandteilen, die den Östrogenweg ankurbeln, von Omega-6-Fettsäuren und zuwenig Ballaststoffen bis hin zu einer hohen Glukosebelastung.

Empfehlung

Essen Sie fünf bis neun Früchte und Gemüse täglich von den Sorten, die in den Tabellen in diesem Kapitel ganz oben stehen. Trinken Sie zusätzlich eineinhalb Tassen grünen Tee pro Tag. Grüner Tee hat einen der höchsten bekannten Antioxidationswerte und wird nun in klinischen Versuchen eingesetzt, so im Memorial-Sloan-Kettering-Krebszentrum.

Wissenschaftler an der Purdue-Universität fanden heraus, daß EGCg, eine Verbindung, die in grünem Tee vorkommt, ein Enzym hemmt, das für das Krebszellenwachstum erforderlich ist, und daß diese Verbindung Krebszellenkulturen töten kann, ohne gesunde Zellen zu schädigen. »Die Ergebnisse legen nahe, daß beim Genuß von mehr als vier Tassen grünen Tees täglich genügend von diesem aktiven Bestandteil bereitgestellt wird, um das Krebszellenwachstum zu verlangsamen und zu verhindern ... Obwohl alle Tees aus derselben botanischen Quelle kommen, unterscheidet sich grüner Tee von schwarzem oder anderen Tees hinsichtlich der Methode, nach der die Teeblätter nach dem Pflücken verarbeitet werden. Für schwarzen Tee werden die frisch gepflückten Blätter in entsprechenden Räumen ›getrocknet‹ und dürfen oxidieren. Bei grünem Tee oxidieren die Blätter nicht, sondern werden gedämpft und getrocknet, damit die natürlichen aktiven Substanzen des Teeblatts besser erhalten bleiben.«

Wissenschaftler am Saitama-Krebszentrum-Forschungsinstitut in Japan haben den Zusammenhang zwischen dem Genuß von grünem Tee vor dem klinischen Ausbruch von Krebs und verschiedenen klinischen Parametern, die bei der Operation von 472 Patienten im Brustkrebsstadium I, II und III abgeschätzt wurden, untersucht. Sie fanden ebenfalls heraus, daß vermehrter Genuß von grünem Tee mit weniger Rückfällen im Brustkrebsstadium I und II korreliert.

Schritt 8:
Meiden Sie chemische Östrogene

Stellen Sie sich ein Super-Östrogen vor, das hundertmal stärker wirkt als das stärkste natürliche Östrogen. Es paßt – wie ein natürliches Östrogen – genau in den Östrogenrezeptor. Dann stellen Sie sich weiter vor, daß es in vielen Lebensmitteln, die Sie essen, enthalten ist, jeden Tag und bei jeder Mahlzeit. Das ist das Alptraum-Szenario der Brustkrebstheorie von den chemischen Östrogenen: Umweltchemikalien, die sich wie Östrogene verhalten, wenn sie sich an den Östrogenrezeptor an den Brustzellen binden, jedoch ein viel stärkeres Signal auslösen.

Wie kommt es, daß diese Chemikalien sich immer noch in unserem Wasser und Essen befinden? Die verbreitetsten chemischen Östrogen-Nachahmer sind Pestizide. DDT, obwohl in den USA seit 1974 und in Deutschland seit 1972 verboten, hielt sich fast fünfundzwanzig Jahre im Boden und im Wasser. Man kann immer noch einige Pestizide in manchen Lebensmitteln finden, da diese nicht routinemäßig daraufhin überprüft werden, z.B. Lebensmittel, die aus anderen Ländern importiert werden. Andere gelangen in die Fettdepots von Tieren und Fischen, wo sie sich konzentrieren. Die Theorie, daß Chemikalien in der Umwelt ein Brustkrebsrisiko darstellen könnten, stößt auf einige Unterstützung. Eine Studie des Mount Sinai Hospitals mit New Yorker Frauen zeigte, daß Frauen mit einem hohen DDE-Spiegel (dem Abbauprodukt von DDT) das vierfache Brustkrebsrisiko von Frauen mit dem niedrigsten Spiegel hatten. Ende 1997 berichtete P. V. M. Shekhar im renommierten *Journal of the National Cancer Institute,* daß das

Pestizid DDT »synergetisch mit Östrogen zusammenarbeiten« kann. Während es also für sich allein keine starke östrogenartige Wirkung zu haben braucht, kann es in der Kombination mit Östrogen selbst sehr stark wirken.

Die Theorie von den chemischen Östrogenen ist äußerst alarmierend, war jedoch sehr schwer zu beweisen. Es gibt ein anderes Lager, dessen Glaube ebenso intensiv ist – daran, daß überhaupt kein Zusammenhang besteht, daß diese Chemikalien vielmehr sogar vor Brustkrebs schützen können. Es überrascht wenig, daß dieses Lager von einem großen landwirtschaftlichen Institut angeführt wird. Doch eine renommierte Gruppe aus Harvard gehört ebenfalls dazu. Tatsächlich ist es bei der hochangesehenen Harvard-Gesundheitsstudie an Krankenschwestern nicht gelungen, irgendeinen Zusammenhang zwischen den verbreitetsten chlororganischen Verbindungen, DDT und PCB, und Brustkrebs aufzuzeigen. Doch damit ist das Thema nicht gestorben. Die Studie sagt uns einfach, daß der Blutspiegel nicht mit dem Krebsrisiko korreliert. Auf jeden Fall können sich diese Chemikalien, wie wir gesehen haben, im Fett bis zu 700mal höher als im Blut konzentrieren. Als die Debatte scheinbar in einem Engpaß gelandet war, brachte Barry Goldin vom Medizinischen Institut der Tufts-Universität die Diskussion um die chemischen Östrogene einen Quantensprung weiter. Er zeigte, daß bei einer Kombination von Pestiziden eine Mischung entsteht, die viel stärker als irgendein körpereigenes Östrogen ist. Sehen Sie sich nur drei verbreitete Pestizide an: Endosulfan, das hauptsächlich in kontaminiertem Obst und Gemüse vorkommt, sowie Dieldrin und Chlordane, die sich in kontaminiertem Rindfleisch, Lamm, Huhn, Süßwasserfischen und einigen Salzwasserfischen finden. Die drei zusammen erzeugen das, was er »einen alarmierenden Effekt« nennt. Er weist auch darauf hin, daß wir nicht nur einem einzelnen Umweltpestizid ausgesetzt sind, sondern eben Kombinationen wie diesen dreien. Diese Erkenntnis trägt sehr dazu bei, das Rätsel zu lösen, inwieweit Pestizide zu Krebs führen können. Was dahintersteht, ähnelt stark den Befunden von Wissenschaftlern nach dem Golfkrieg. Es war kein einzelner Stoff, der das Golfkrieg-Syndrom verursachte, sondern die Kombination verschiedener giftiger Chemikalien. In den USA hat in bezug auf das Golfkrieg-Syndrom zunächst ein medizinisches Expertenteam nach dem anderen die Idee belächelt, den aufgetretenen Krankheiten läge ein gemeinsames Muster zugrunde, da die Kombattanten keinem dieser Stoffe in alarmierender Menge ausgesetzt waren. Genauso ist es bei Brustkrebs: Eine Mischung von Pestiziden erzeugt eine Kombination, die viel stärker wirkt als irgendein anderes Östrogen. Die Diskussion darüber ist immer noch sehr hitzig und weit von einer Klärung entfernt.

Eine der am breitesten angelegten und längsten Studien bisher deutet jedoch darauf hin, daß das Krebsrisiko bei Frauen steigen kann, wenn sie bestimmten Pestiziden ausgesetzt sind. In der Zeitschrift *Lancet* erschien ein Bericht über die Chemikalien, die man im Blut von mehr als 7700 Frauen gemessen hatte, und das Brustkrebsrisiko dieser Frauen, das man über 17 Jahre hinweg taxierte. Nachdem andere bekannte Risikofaktoren für Brustkrebs berücksichtigt worden waren, fanden die Forscher heraus, daß das Brustkrebsrisiko bei Frauen, die die höchsten Dieldrin-Konzentrationen im Blut hatten, doppelt so hoch lag wie bei Frauen mit den niedrigsten Konzentrationen. Dieldrin ist eine chlororganische Verbindung. Die dänischen Wissenschaftler berichten: »Unsere Ergebnisse stützen die Hypothese, daß chlororganische Verbindungen wie Dieldrin, die östrogenartige Eigenschaften aufweisen, das Brustkrebsrisiko erhöhen können.«

Sie werden in den USA nicht viele anerkannte Krebsorganisationen finden, die vor Umweltrisiken warnen. Obwohl die Forschung weit von vollständigen und gesicherten Ergebnissen entfernt ist, ziehen die meisten Organisationen aus der gegenwärtigen Forschung den Schluß, daß kein Risiko besteht. Und sollte es eines geben, dann sei es wahrscheinlich nicht hoch, behauptet man. Diese Aussage wird damit begründet, daß man Eltern oder Frauen keine Angst machen möchte. Einige Experten stehen diesen Schlußfolgerungen jedoch argwöhnisch gegenüber, da sie glauben, daß diese offensichtlich auf einer Zusammenarbeit mit der Pestizidindustrie beruhen. Sam Epstein schreibt in seinem Buch *The Breast Cancer Prevention Program*: »1992 gab die ACS (Amerikanische Krebsgesellschaft) zusammen mit dem Chlor-Institut eine gemeinsame öffentliche Erklärung zugunsten der Unterstützung einer fortgesetzten weltweiten Verwendung chlororganischer Pestizide ab ... trotz klarer Beweise dafür, daß einige davon bekanntermaßen Brustkrebs verursachen.« Weiter schreibt er: »1993, gerade bevor PBS Frontline die Sendung ›Im Essen unserer Kinder‹ ausstrahlte, bekannte die ACS sich offiziell zur Unterstützung der Pestizidindustrie. In einem Memorandum zur Schadensbegrenzung, das an 48 regionale Büros gesandt wurde, trivialisierte die ACS Pestizide als Ursache für Krebs bei Kindern und beruhigte die Öffentlichkeit, daß krebserregende Rückstände in Nahrungsmitteln kein Sicherheitsrisiko darstellten, nicht einmal für Babies.« Doch als ich die ACS zu dieser gemeinsamen Erklärung mit dem Chlor-Institut befragte, antwortete Joann Schellenbach, Leiterin der Media Relations: »Es ist mir nicht bewußt, daß wir eine solche Erklärung abgegeben haben oder überhaupt etwas in dieser Art. Ich habe keine Kenntnis davon, daß so etwas existiert.« Sie fuhr fort: »Ich habe Sam Epsteins neuestes Buch nicht gelesen. Ich weiß nicht, aus welcher Quelle er das hat.« Abschließend sagte sie: »Wir haben keine Verbindungen zur Chlorindustrie.«

Warum es gut für die Brust ist, wenn man chemische Östrogene meidet

Der Hauptvorteil von weniger chemischen Östrogenen besteht darin, daß dem Östrogenrezeptor weniger Energie zugeführt wird. Jedenfalls bewies Marlie Gammon von der Columbia-Universität, daß chlororganische Verbindungen unter Laborbedingungen auch die Östrogenproduktion steigern können.

Wie Sie chemischen Östrogenen weniger ausgesetzt sind

Biodynamische Ernährung auf pflanzlicher Basis

Dies ist der sicherste und beste Weg, chemischen Östrogenen aus dem Weg zu gehen. Wenn rotes Fleisch einen hohen Fettgehalt hat, können überschüssige oder chemische Östrogene im Fett enthalten sein. Wenn Sie kein Fleisch essen, bringen Sie eine wichtige Quelle tierischer Fette, in denen Pestizide und andere chemische Östrogene abgelagert sein können, zum Versiegen. Wenn Sie Lebensmittel aus biodynamischem Anbau von Bauernhöfen essen, wo nie Pestizide verwendet wurden, minimieren Sie das Risiko, chemische Östrogene aufzunehmen. Pflanzliche Nahrung schützt auch durch die darin enthaltenen Antioxidantien und schwachen Östrogene, die den Östrogenrezeptor blockieren, vor Brustkrebs.

Mageres Fleisch

Es gibt Fleischsorten, die weniger gespritzte oder chemische Östrogene enthalten. Ich halte immer nach biodynamisch erzeugtem Rindfleisch und Geflügel Ausschau. Bei Geflügel entferne ich Haut und Fett. Wenn Sie diese Fettquellen vor dem Kochen entfernen, stellen Sie sicher, daß Sie keine im Fett eingeschlossenen potentiellen Krebserreger zu sich nehmen. Vor dem Grillen sollten Sie das Huhn unbedingt marinieren, da unmariniertes Grillhähnchen denselben hohen Anteil an heterozyklischen Aminen enthalten kann wie rotes Fleisch. Kaufen Sie auch die sichereren Fleischsorten wie Wild, Truthahn, Wachtel, Kaninchen und Fasan, die alle weniger chemische Östrogene enthalten.

Magermilchprodukte

Milchprodukte enthalten chlororganische Verbindungen, größtenteils im Fett, so daß fettarme Produkte sehr viel sicherer sind. Biodynamisch erzeugte fettarme Milchprodukte sind am allerbesten. Biodynamische Sojamilch ist eine sogar noch sicherere Alternative.

Meeresfrüchte und Fisch mit niedrigem Risiko

So großartig die Schutzwirkung von Omega-3-Fettsäuren auf die Brust auch ist, besteht doch das Risiko, daß chemische Östrogene im Fett enthalten sind. Kaltwasser-Tiefseefisch, der so weit wie möglich von den verseuchten Küstenmündungen entfernt gefangen wurde, ist am sichersten, z. B. Thunfisch, Seebarsch, Red Snapper, arktischer Saibling und Heilbutt. Einige meiner Lieblingsfische befinden sich leider nicht darunter, u. a. häufig vorkommende Fische und Meeresfrüchte in unserer Sommerfrische: Blaufisch, Thunfisch, Hummer und Streifenbarsch. Auch Fische aus großen Seen und Wasserwegen im Binnenland und aus europäischen Flüssen und Binnengewässern könnten risikobehaftet sein. Als gebürtiger Bostoner und großer Fan von Fischen und der Fischerei möchte ich nicht übertrieben alarmierend klingen. Doch die Beweislast liegt beim Verkäufer. Die Fischereiindustrie läßt verlauten, die Kontamination sei jetzt weitaus schwächer als in der Vergangenheit, doch dafür muß sie der Öffentlichkeit noch Beweise vorlegen. Einige innovative Produzenten züchten chemikalienfreien Fisch. Eine norwegische Fischfarm z. B. besitzt einen tiefen, unverschmutzten Fjord, wo nun Lachse gezüchtet werden.

Gemüse aus biodynamischem Anbau

Selbst in den USA dürfen über ein Dutzend Pestizide auf Obst und Gemüse gesprüht werden, und in Deutschland sieht die Situation nicht anders aus. Meine größte Sorge gilt den nun verbotenen Pestiziden, die sich immer noch in Obst und Gemüse befinden können, das aus anderen Ländern in die USA importiert wird. Die meisten Pestizide kann man durch gründliches Waschen entfernen, doch biodynamisch erzeugte Produkte sind zweifellos sicherer.

Sollten Sie auf Obst und Gemüse verzichten, wenn Sie keines aus biodynamischem Anbau bekommen können? In einer ausführlichen Besprechung in der Zeitschrift *Cancer* heißt es, die größere Gefahr bestünde darin, ganz auf Obst und Gemüse zu verzichten, da die Vorteile bisher die Risiken überwiegen. Die Amerikanische Krebsgesellschaft weist darauf hin, daß der Verzehr von fünf Früchten und Gemüsen täglich das Brustkrebsrisiko um fünfzig Prozent senkt.

Blockieren Sie chemische Östrogene

Da es schlicht nicht möglich ist, allen chemischen Östrogenen aus dem Weg zu gehen, und da jeder von uns immer noch Ablagerungen chemischer Östrogene im Körper hat, besteht die einfachste und vielleicht wirksamste Maßnahme darin, ihre Wirkung abzublocken. Vielleicht haben Sie sich bereits für diese Methode entschieden, um die Wirkung natürlicher Östrogene zu blockieren. Lesen Sie im Kapitel »Schritt 1: Blockieren Sie den Östrogenrezeptor« die Informationen darüber, wie der Verzehr von Soja und Leinsamen dazu beitragen kann, die Östrogenwirkung abzublocken.

Was also sollten Sie tun? Da die bis heute vorliegenden Beweise für diese Theorie noch lange nicht überzeugend sind, bleibt bei Ihnen als Verbraucher zwar die Idee haften, daß die Lebensmittel, die Sie essen, Ihnen schaden, doch fehlt eine wirkliche Motivation, andere Lebensmittel zu essen oder Ihre Eßgewohnheiten umzustellen. Wie weit sollten Sie gehen? Bei einer jungen Familie würde ich spezielle Maßnahmen treffen, um den Chemikaliengehalt in Nahrungsmitteln einzugrenzen, besonders in Anbetracht des dramatischen Krebsanstiegs bei Kindern und des stark gestiegenen Brustkrebsrisikos, das in der Kindheit und Jugend wurzelt. Für einen vielbeschäftigten Erwachsenen, der ständig in Eile ist, ist es schon schwerer abzuwägen. Ist das wirklich all die Mühe wert? Werden Sie sich wirklich an das Programm halten? Ich würde dazu raten, ein paar einfache Schritte zu unternehmen und Fleisch, Milchprodukte und Fisch vernünftig auszuwählen – und einen Östrogenrezeptorblocker in Betracht zu ziehen.

Es werden gerade intensive Anstrengungen unternommen, die stärksten chemischen Östrogene zu identifizieren und einen Test zu entwickeln, der es ermöglicht, sie in unseren Lebensmitteln aufzuspüren. Die US-Umweltschutzbehörde propagiert das Konzept des kumulativen Risikos multipler chemischer Östrogene und entwickelt auch Tests für den Nachweis chemischer Östrogene in Lebensmitteln. Bis diese Tests regulär zur Anwendung kommen, muß der Käufer sich in acht nehmen.

Im »Programm zu Brustkrebs und Risikofaktoren aus der Umwelt« der Cornell-Universität in New York State heißt es: »Obwohl Forscher weiterhin darüber diskutieren, ob Pestizidrückstände in Lebensmitteln ein Risiko für den Verbraucher darstellen oder nicht, sind sich die meisten Experten darin einig, daß die Vorteile des Verzehrs von mehr Obst und Gemüse alle Risiken möglicher Pestizidrückstände aufwiegen. Jedoch sollten alle Früchte und Gemüse vor dem Verzehr gründlich gewaschen werden.«

Empfehlung

Bis schlüssigere Forschungsergebnisse vorliegen, sollten Sie Fleisch, Fisch und nicht biodynamisch erzeugte Produkte meiden, die reich an chemischen Östrogenen sein könnten, besonders wenn Sie Brustkrebs überlebt haben, stark risikogefährdet oder eine Heranwachsende sind. Weitere Informationen, wie Sie chemischen Östrogenen aus dem Weg gehen können, erhalten Sie bei der Deutschen Gesellschaft für Ernährung, Postelweg 4, 25746 Heide, Tel. 0481/62791. Weitere Adressen, über die Sie in Deutschland nützliche Tips oder Empfehlungen erhalten können, sind:

Bundesverband Naturkost-Naturwaren, Robert-Bosch-Str. 6,
50354 Hurth, Tel. 02233/9633844, Fax 02233/9633840,
e-mail: naturkost@ad.com, Homepage: www.n-bnn.de oder
www.naturkost.de

UGB, Verband für unabhängige Gesundheitsberatung e. V.,
Keplerstr. 1, 35390 Gießen, Tel. 0641/77785,
Fax 0641/78568

Europäisches Institut für Ernährungswissenschaft,
Amselweg 7, 65239 Hochheim, Tel. 06145/970201,
Fax 06145/970202, e-mail: ugunder@eule.com

Auswertungs- und Informationsdienst für Ernährung,
Landwirtschaft und Forsten aid e. V., Friedrich- Ebert-Str. 3,
53177 Bonn, Tel. 0228/84990, Fax 0228/8499177,
e-mail: aid@aid.de

Schritt 9:
Bauen Sie Körperfett ab

Im Leben der Frau ist überschüssiges Körperfett von der Kindheit bis über die Wechseljahre hinaus ein Risikofaktor für Brustkrebs. Wissenschaftler am Memorial-Sloan-Kettering-Krebszentrum waren sehr überrascht, wie wenig die Gewichtsreduktion als Methode der Krebsvorbeugung in Betracht gezogen wird. Eine Gewichtskontrolle kann auf viele Arten erfolgen, doch wenn das Krebsrisiko gesenkt werden soll, müssen zusätzlich noch ein paar grundlegende Dinge beachtet werden. Zum Glück tragen viele der Maßnahmen, die Sie ohnehin schon einsetzen, um Ihr Gewicht zu kontrollieren – z. B. mehr Ballaststoffe, weniger Fett und eine niedrigere Glukosebelastung –, sehr dazu bei, auf gesunde und wirksame Art Fett abzubauen. Sie werden feststellen, daß der Abbau von Körperfett viel einfacher ist, wenn Sie sich an die Maßnahmen zur Senkung des Krebsrisikos halten. Dann wird Ihnen das Abnehmen ein Vergnügen sein.

Warum wenig Körperfett gut für die Brust ist

Es gibt viele gute Gründe, schlank zu sein, und überraschend viele Gründe, weshalb Schlanksein speziell der Brust guttut. Bauchfett ist die reinste Östrogenfabrik, d. h. der Abbau von Bauchfett führt auch zu einer geringeren Östrogenproduktion.

Mädchen mit wenig Körperfett bekommen ihre erste Regelblutung später. Bei schlanken Frauen setzt der Eisprung nach der Stillphase später wieder ein, und sie haben weniger Depots, in denen sich chemische Östrogene ablagern können. Nach den Wechseljahren werden bei Frauen mit wenig Körperfett weniger schädliche Östrogene, dafür aber mehr Östrogenträger produziert. Bei jüngeren Frauen mit wenig Körperfett sind Tumoren viel leichter zu entdecken – wohingegen bei Frauen mit mehr als fünfzehn bis zwanzig Prozent überschüssigem Fett Tumoren nur schwer zu finden sind.

Wie Sie Körperfett zugunsten maximaler Gesundheit für die Brust abbauen

Nicht zufällig sind die wirksamsten Mittel, das Körperfett unter Kontrolle zu halten, auch gleichzeitig die wirksamsten Mittel zur Verringerung des Brustkrebsrisikos. Das Geheimnis liegt in der Ernährung. Warum? Milliarden Menschen auf der ganzen Welt halten mühelos ihr Gewicht, indem sie ganz einfach Nahrungsmittel bevorzugen, die nicht dick machen. Im wesentlichen geht es darum, sich glukosearm und ballaststoffreich zu ernähren. Wenn Sie sich an das auf den folgenden Seiten dargelegte Ernährungsprogramm halten, können Sie das Gewicht erreichen, bei dem das Brustkrebsrisiko am niedrigsten und die Brust am gesündesten ist. Das Programm beruht auf den Grundsätzen: weniger Glukose, wenig ungesättigte Fettsäuren und mehr Ballaststoffe.

Ballaststoffe sind die Grundlage, auf der jedes erfolgreiche Langzeitprogramm zur Gewichtsreduktion aufbaut. James Anderson von der Universität von Kentucky war einer der ersten, der Guaran bei seinen Patienten einsetzte, eine Substanz, welche die Verdauung der Nahrung verlangsamt. Auch nach zweiundvierzig Monaten Beobachtung hatten Andersons Patienten ihre Gewichtsabnahme von durchschnittlich knapp sieben Kilo gehalten.

Dank seinem hohen Grad an Ballaststoffen, der geringen Glukosebelastung und dem höchsten Gehalt an der aktivitätsfördernden Aminosäure Tyrosin, der je in einem Nahrungsmittel festgestellt wurde, hilft auch Sojaeiweiß bei der Gewichtsabnahme. Tyrosin spielt eine außerordentlich große Rolle bei der Erhaltung der geistigen Energie ohne zusätzliche überflüssige Kalorien.

Wann Sie abnehmen sollten

Die gefährlichste Zeit für eine Gewichtszunahme sind die Wechseljahre, da sich Fett wie eine riesige Östrogenfabrik verhält. Auch wenn also die Eierstöcke kein Östrogen mehr produzieren, erzeugen die Fettdepots immer noch große Mengen davon ... so viel, daß dicke Frauen häufig kaum etwas von den Wechseljahren bemerken. Also sollten Sie während der Wechseljahre besonders auf Ihr Gewicht achten. Doch auch in jüngeren Jahren, zwischen zwanzig und dreißig, kann eine Gewichtszunahme sehr schädlich sein. Die beste Ausgangsbasis ist, das Gewicht schon in frühen Jahren, also um die Zwanzig, unter Kontrolle zu halten. Manchen Untersuchungen zufolge sind eindeutig übergewichtige Frauen vor den Wechseljahren einem niedrigeren Brustkrebsrisiko ausgesetzt: *vor* den Wechseljahren. Das liegt daran, daß ihr Körperfett mit dem Menstruationszyklus interferiert und die Östrogenproduktion deshalb zurückgeht. Doch wenn sie erst einmal in den Wechseljahren sind, steigt das Risiko. Für Frauen, die erst in den Wechseljahren zunehmen, besteht ein noch größeres Risiko: Sie hatten nicht den Schutz aufgrund eines verringerten Östrogenspiegels vor der Menopause, doch alle Risiken danach.

Wieviel Sie wiegen sollten

Das Fett am Oberbauch ist der eigentliche Risikofaktor; deshalb besteht die einfachste Methode, um zu bestimmen, ob Sie zuviel Körperfett haben, darin, eine Hautfalte am Nabel zu messen. Wenn Sie auf viel mehr als zweieinhalb Zentimeter kommen, ist Ihr Körperfettanteil wahrscheinlich hoch genug, um Ihren Insulinspiegel zu erhöhen. Daher ist es besser, das Körperfett insgesamt zu reduzieren, als sich auf ein bestimmtes Gewicht zu kaprizieren. Es besteht keinerlei Grund zur Sorge, wenn Sie vier bis fünf Kilo über Ihrem Idealgewicht liegen, solange Sie sich richtig ernähren.

Empfehlung

Versuchen Sie Ihr ideales Körpergewicht um nicht mehr als fünfeinhalb Kilo zu überschreiten. Wenn Sie sonst alles andere richtig machen, besteht keine Notwendigkeit, eigens abzunehmen.

Schritt 10: **Schränken Sie den Alkoholkonsum ein**

Alkohol ist der Faktor in der Ernährung, bei dem der Zusammenhang mit dem Brustkrebsrisiko am eindeutigsten ist und der gleichzeitig einer der wesentlichsten ist. Je mehr Sie trinken, desto höher das Risiko. Das ist nicht sehr erstaunlich! Alkohol wird in Acetaldehyd umgewandelt, das bei Labortieren Krebs verursacht. Alkohol schwächt die Fähigkeit des Körpers, Folsäure zu nutzen, was wiederum die Genregulation negativ beeinflußt. Doch was am wichtigsten ist: Alkohol trägt direkt zur Östrogenwirkung bei. Eine Studie des Nationalen Krebsinstituts der USA zeigte, daß Alkohol den Gesamtöstrogenspiegel erhöht und auch die Menge freien Östradiols, das bereit ist, sich an die Brustzellen zu hängen. Alkoholabstinenz verringert die Östrogenproduktion. Im Gegensatz dazu lassen große Alkoholmengen, besonders wenn eine Leberkrankheit daraus entsteht, das Krebsrisiko stark steigen. Der Grund dafür ist folgender: Die Leber zieht Östrogen aus dem Blutkreislauf. Wenn die Leber geschädigt ist, kann der Östrogenspiegel rapide steigen. Das beste Beispiel ist Brustkrebs bei Männern, eine Krebsart, deren Häufigkeit rapide zunimmt. Bei den meisten Männern, die das Krebsgen nicht in sich tragen, doch bei denen Brustkrebs diagnostiziert wird, ist das Hauptrisiko ein hoher Östrogenspiegel, der aus alkoholbedingten Leberschäden resultiert. Die großen Östrogenmengen in ihrem System reichen aus, um die primitiven Bruststrukturen der männlichen Brust zum Wachsen anzuregen. Sie können sich sicher vorstellen, wie sich das dann erst auf die weibliche Brust auswirkt.

Im *European Journal of Epidemiology* berichteten Wissenschaftler des Ministeriums für Öffentliche Gesundheit in Besançon, daß die relative Zunahme des Brustkrebsrisikos bei jungen Frauen mit einem monatlichen Konsum von mehr als vier Litern Rotwein 3,96 Prozent betrug. »Dies untermauert die Annahme, daß junge Frauen im Zusammenhang mit Alkoholkonsum besonders empfänglich für Brustkrebs sind.«

Eine kleine, im *American Journal of Epidemiology* veröffentlichte Studie deutet jedoch darauf hin, daß beim Konsum von nur sehr wenig Alkohol das Brustkrebsrisiko bei den 2784 Frauen, die über 34 Jahre hinweg beobachtet wurden, nicht anstieg. Ein Leitartikel in derselben Ausgabe hob allerdings hervor, daß zwei Prozent der Brustkrebsfälle Alkoholkonsum zuzuschreiben seien. Am besten hält man sich an den Leitspruch der Amerikanischen Krebsgesellschaft: »Schränken Sie den Alkoholkonsum ein, sofern Sie überhaupt welchen trinken.«

Dosierung

Kein Alkohol ist die sicherste Dosis. Die spezifische Wirkung von Alkohol auf Frauen vor und nach der Menopause ist in den Kapiteln »Brustkrebsvorbeugungsplan für Frauen mit hohem Östrogenspiegel« und »Brustkrebsvorbeugungsplan für Frauen mit niedrigem Östrogenspiegel« beschrieben. Wenn Sie trinken, dann sind Produkte aus biodynamischem Anbau wie Champagner, Wein, Bier, Tequila und Wodka eindeutig die sichersten, da bei ihnen das geringste Risiko besteht, daß sie kontaminiert oder krebserregend sind.

Empfehlung

Wenn Sie um der Gesundheit willen trinken möchten, dann warten Sie damit, bis es wirklich notwendig ist – das ist weit in Ihren Fünfzigern –, und tun Sie es dann spärlich.

Schritt 11:
Erhöhen Sie die Vitamin-D-Zufuhr

Zwischen der Häufigkeit von Brustkrebserkrankungen und dem Grad der Sonnenstrahlung besteht ein unmittelbarer Zusammenhang. Im kälteren, wolkigeren Nordosten der USA ist die Brustkrebsrate höher als im wärmeren, sonnigeren Süden. Worin besteht dieser Zusammenhang? Wenn man sich dem Sonnenlicht aussetzt, unterstützt man den Körper bei der Erzeugung von Vitamin D. Frauen im Nordosten produzieren weniger Vitamin D, da sie weniger natürliches Sonnenlicht haben, besonders im Winter. Hier der Grund, warum Forscher auf diesen Zusammenhang gestoßen sind: Sie stuften den Grad der Sonnenaussetzung von Frauen mittels deren Hautschäden ein. Die Frauen, bei denen der Elastizitätsverlust der Haut am schwersten war, hatten paradoxerweise das geringste Brustkrebsrisiko! Vielleicht fragen Sie sich, warum Frauen den durch zuwenig Sonnenlicht verursachten Vitamin-D-Mangel nicht dadurch ausglichen, daß sie die richtigen Vitamin-D-reichen Lebensmittel aßen. Nach einer neuerlichen Studie des Massachusetts General Hospital hatten neunundfünfzig Prozent der im Krankenhaus liegenden Frauen zuwenig Vitamin D in ihrem Blutkreislauf. Das führte viele Experten zu dem Schluß, daß ein Vitamin-D-Mangel in der amerikanischen Bevölkerung weitverbreitet ist. Doch Sie können es schaffen, die richtige Dosis Vitamin D zu erhalten, wenn Sie sich bemühen, es sowohl aus der Nahrung zu schöpfen, als auch dadurch, daß Sie sich dem Sonnenlicht aussetzen.

Warum Vitamin D gut für die Brust ist

Vitamin D wirkt stark hemmend auf Zellteilung und -wachstum. Desweiteren trägt Vitamin D zur Ausreifung der Brustzellen bei, so daß sie weniger anfällig gegenüber krebsverursachenden Giftstoffen sind.

Dosierung: Zweihundert internationale Einheiten (IE) Vitamin D senkten das Brustkrebsrisiko um sechsunddreißig Prozent. Sie könnten sogar noch mehr Vitamin D benötigen, damit auch die Knochen kräftig bleiben. Hier die vom Institut für Medizin der Nationalen Wissenschaftsakademie der USA empfohlenen Mengen:

Alter	*empfohlene Vitamin-D-Menge*
19-50	200 IE
51-70	400 IE
71 und höher	600 IE

Im Zuge einer Studie des Massachusetts General Hospital, die im *New England Journal of Medicine* vom 19. März 1998 veröffentlicht wurde, kamen einige Experten zu dem Schluß, wir sollten sogar noch größere Mengen Vitamin D zu uns nehmen – nämlich achthundert bis tausend IE. Aus welchem Grunde? Sechsundvierzig Prozent der Personen, welche die täglich empfohlene Vitamin-D-Menge zu sich nahmen, hatten zuwenig Vitamin D in ihrem Blut!

Das meiste Vitamin D sollte vom Sonnenlicht oder aus Lebensmitteln kommen. Es gibt keinen Beweis dafür, daß Vitamin-D-Ergänzungsmittel irgendeinen Einfluß auf die Brustkrebsraten haben.

Sonnenlicht

Sonnenstrahlung kann fünfundsiebzig Prozent Ihrer täglichen Vitamin-D-Aufnahme abdecken. Sie brauchen nicht lange draußen zu bleiben, auf keinen Fall so lange, bis Sie sich einen Sonnenbrand zuziehen, und nicht, wenn die Sonne am intensivsten scheint; nur lange genug, um eine gesunde Farbe zu bekommen. Praktisch bedeutet das, dreimal pro Woche für fünfzehn Minuten ins Freie zu gehen.

Nahrung

Der einfachste Weg, Vitamin D zu sich zu nehmen, besteht darin, verstärkt Getreide-Frühstücksflocken zu essen oder Milch zu trinken. 230 Gramm Milch enthalten 100 IE Vitamin D. 30 Gramm Getreide-Frühstücksflocken enthalten fünfzig IE Vitamin D.

Empfehlung

Essen Sie mindestens zweihundert IE Vitamin D täglich, um Brustkrebs vorzubeugen ... und bis zu tausend IE zum Schutze Ihrer Knochen. Gehen Sie dreimal die Woche für mindestens fünfzehn Minuten nach draußen und treffen Sie dabei die üblichen Schutzmaßnahmen gegen Sonnenbrand.

Schritt 12: Werden Sie körperlich aktiv

Körperliche Bewegung ist ein so bedeutender Vorbeugungsfaktor, daß man sie, wäre sie ein Medikament, als großen Durchbruch betrachten würde. Frauen, die sich ihr Leben lang ausreichend bewegt haben, haben ein ganz anderes Risikoprofil. Durch körperliche Bewegung wird die Östrogensequenz an mehreren entscheidenden Stellen unterbrochen. Frauen, die als junge Erwachsene körperlich aktiv waren, entwickeln weniger wahrscheinlich Brustkrebs; zu diesem Schluß kommt Rose Frisch von der Harvard-Universität. Am überzeugendsten ist die Studie an 25 000 norwegischen Frauen. Die Initiatoren der Studie kamen zu dem Schluß, daß die Frauen, die mindestens vier Stunden pro Woche körperlich aktiv waren, ein um siebenunddreißig Prozent niedrigeres Krankheitsrisiko hatten. Je mehr die Frauen sich körperlich betätigten, desto weniger wahrscheinlich erkrankten sie an Brustkrebs, entdeckten die Forscher. Die besten Ergebnisse finden sich bei den Frauen, die bereits drei bis fünf Jahre lang körperlich aktiv waren. In den USA kam eine Studie der Universität von Südkalifornien an tausend Frauen zu dem Schluß, daß die Frauen, die sich 3,8 oder mehr Stunden pro Woche körperlich bewegten, weniger als halb so oft Brustkrebs hatten wie die, die inaktiv blieben.

Warum körperliche Bewegung gut für die Brust ist

Es ist kein Wunder, daß körperliche Aktivität so wirkungsvoll ist: Sie führt zu einer verminderten Östrogenproduktion und blockiert damit die Östrogenwirkung, die erste Regelblutung setzt später ein, die Ansammlung von Bauchfett wird verhindert, der Insulinspiegel sinkt und es werden mehr gute Östrogene produziert. Das faszinierendste ist, daß durch körperliche Aktivität ein Brustkrebsrückfall verhindert werden kann. Laut Pamela Goodwin von der Universität Toronto scheint eine Gewichtszunahme ein wichtiges Anzeichen für einen Rückfall zu sein.

Wissenschaftler des Instituts für Allgemeinmedizin der Universität von Tromsö in Norwegen legen nahe, daß Mammographien eine sehr gute Methode sein können, die Wirksamkeit körperlicher Bewegung zu messen. Sie sagen: »Körperliche Aktivität könnte einer der wenigen modifizierbaren Risikofaktoren für Brustkrebs sein. Wir haben den Zusammenhang zwischen körperlicher Aktivität und Mammographie-Mustern an 2720 norwegischen Frauen im Alter von 40 bis 56 Jahren untersucht.« Die Mammographien wurden in die Kategorien »niedriges Risiko« (Muster I–III) und »hohes Risiko« (IV–V) eingeteilt. Dabei kam heraus: »Bei Frauen, die von gemäßigter körperlicher Aktivität berichteten, z. B. mehr als zwei Stunden pro Woche, lag die Wahrscheinlichkeit mammographischer Hochrisikomuster um 20 Prozent niedriger als bei Frauen, die angaben, inaktiv zu sein.« Sobald mehr Arbeiten auf diesem Gebiet vorliegen, wird man wissen, inwieweit Mammographien ein Gradmesser für die Wirksamkeit der Prävention sind.

Dosierung

Bei der oben erwähnten norwegischen Studie bewegten sich die Frauen so ausgiebig, daß ihr Herzschlag stieg und ihnen der Schweiß ausbrach, und das vier oder mehr Stunden pro Woche. Vergleichen Sie das mit der Empfehlung der US-Bundeszentren für Krankheitskontrolle von zwanzig Minuten dreimal wöchentlich, was bei weitem nicht genug ist. Viele Empfehlungen seitens der US-Regierung und von Wissenschaftlern zum Thema körperliche Bewegung enthalten Ratschläge, von denen man annimmt, diese würden Sie gerade noch befolgen, und nicht das, was am besten für Sie ist. Für die Erhaltung der Gesundheit von Herz und Brust sollten Sie sich vier Stunden wöchentlich zum Ziel setzen. Natürlich wird niemand dieses Ziel erreichen, wenn er eine Sportart ausübt, die er haßt, es sei denn, er ist extrem diszipliniert. Viel besser sind Sportarten, die Spaß machen und die Sie wirklich mögen, von Tennis und Mountain Biking bis zu Roller-Blades- und Skifahren. Am einfachsten kommen Sie auf Ihre vier Stunden, wenn Sie eine interessante Sportart fürs Wochenende finden, der Sie jeden Samstag oder Sonntag zwei Stunden oder länger nachgehen können. Dann bleiben nur noch zwei weitere Stunden während der Woche, wenn Sie nicht soviel Zeit haben.

Wie sieht es mit der Intensität aus? Hier gibt es eine große Überraschung. Natürlich trägt hochintensive körperliche Bewegung bei jungen Frauen, die Hochleistungssport treiben, dazu bei, den Östrogenweg zu unterbrechen. Bei Frauen mittleren Alters hilft jedoch gemäßigte körperliche Aktivität besser als Intensivsport bei der Stabilisierung des Insulinspiegels und beim Abbau von Körperfett.

Empfehlung

Treiben Sie vier oder mehr Stunden wöchentlich eine aerobische Sportart, die Ihnen wirklich großen Spaß macht. Sie sollten sich dabei richtig verausgaben.

Teil Drei

Brustkrebs-vorbeugungspläne

Wegweiser zu den Brustkrebsvorbeugungsplänen

Die folgenden Kapitel enthalten Strategien zur Brustkrebsvorbeugung. In jedem dieser Kapitel finden Sie eine komplette Liste der empfohlenen Maßnahmen.

- Ernährungsplan für Frauen mit hohem Östrogenspiegel (vor der Menopause)
- Ernährungsplan für Frauen mit niedrigem Östrogenspiegel (nach der Menopause)
- Ernährungsplan für Frauen, die Brustkrebs überlebt haben
- Ergänzungsmittel: ein hochintensives Vorbeugungsprogramm mit chemischen Mitteln für stark risikogefährdete Frauen. Auch wenn Sie und Ihre Familie Ihre Ernährung nicht vollständig umstellen können, finden Sie hier ein paar einfache Ergänzungsmittel für jeden Tag, die Ihnen wesentlich dabei helfen, die Östrogenwirkung auszuschalten. Lassen Sie mich klarstellen, was ich mit Ergänzungsmitteln meine: hochdosierte Vitamine oder Genistein sind nicht zu empfehlen. Doch bei drei wichtigen Bestandteilen der Brustkrebsvorbeugungsdiät, die in größeren Mengen genommen werden sollten, sind Ergänzungsmittel der beste Weg. Das gilt für Fischöle, Indol-3-Carbinol und Östrogenblocker.

Falls Sie sich nur auf die wirksamsten Schritte beschränken möchten – die Wirkung der jeweiligen Schritte, für die in den folgenden Kapiteln plädiert wird, ist von einem Stern (★) bis zu fünf Sternen (★★★★★) eingestuft.

Im Anschluß daran finden Sie ein Kapitel über Ernährungsvorschläge für Mädchen und Heranwachsende, ein Kapitel über gesunde Kost und eines mit Speiseplänen, in die alle Empfehlungen für die Brustkrebsvorbeugungsdiät eingearbeitet wurden.

Brustkrebsvorbeugungsplan für Frauen mit hohem Östrogenspiegel *(vor der Menopause)*

In den Jahren vor der Menopause wird den meisten Frauen das Brustkrebsrisiko erstmals spürbar bewußt. Sie sehen Freundinnen oder Mütter an der Krankheit sterben. Es ist eine furchtbare Zeit, und normalerweise führt die Furcht zur Tat – sofern es etwas gibt, das man tun kann. Wenn Sie jünger sind, stehen die Chancen, daß es Ihnen gelingt, Brustkrebs vorzubeugen, gut. Bei den meisten von Ihnen werden sich die Maßnahmen erst in den Jahren nach der Menopause auszahlen, da sich erst dann die meisten Brustkrebsfälle entwickeln.

Trinken Sie wenig Alkohol ★★★★★

Alkohol wirkt sich am stärksten bei Frauen nach den Wechseljahren aus. Mit jedem Drink täglich steigt das Brustkrebsrisiko um elf Prozent. Alkohol erhöht den Östrogenspiegel im Blut. In den Jahren vor der Menopause, wenn der Körper sehr viel Östrogen produziert, kann Alkohol natürlich enorme Auswirkungen haben. Am stärksten sind diese bei Frauen, die mit dem Trinken beginnen, bevor sie dreißig sind. Frauen unter dreißig riskieren am meisten und profitieren am wenigsten von Alkohol. Alkohol bei jungen Frauen führt auch zu erhöhtem Depressions-, Selbstmord-, Vergiftungs-, Leberzirrhose- und Unfalltodrisiko. In diesem Alter ist auch das Risiko von Herzkranzgefäßkrankheiten extrem niedrig und die Vorbeugung vor Herzerkrankungen daher kaum ein Grund, Alkohol zu trinken.

Blockieren Sie das Östrogen ★★★★★

Der Vorbeugungseffekt von Östrogenblockern kommt am besten bei Frauen vor den Wechseljahren zum Tragen. Während es bei Heranwachsenden und Frauen nach der Menopause noch viele offene Fragen zur Einnahme von Soja gibt, scheint eine gesunde Dosis Soja täglich Hunderte Millionen Frauen in Fernost krebsfrei zu halten. Wenn Sie die Risiken und Vorteile von Soja, über die in dem Kapitel »Schritt 1: Blockieren Sie den Östrogenrezeptor« ausführlich berichtet wurde, abgewogen haben, sollten Sie fünfunddreißig bis sechzig Gramm Soja oder fünfundzwanzig Gramm Leinsamen täglich essen, wenn Sie nie an Brustkrebs erkrankt waren. Da Soja eines der hochwertigsten Eiweiße in der Natur ist, können Sie einfach das meiste andere Eiweiß durch Soja ersetzen. Soja während der Schwangerschaft und in der Stillzeit wird im Kapitel »Töchter« behandelt. Da sowohl Stillen als auch eine Schwangerschaft jeweils vor Brustkrebs schützen, ist es in dieser Zeit nicht so wichtig, Soja zu essen. Wenn Sie ein extrem hohes Brustkrebsrisiko haben oder wenn Sie das BRCA1- oder BRCA2-Gen in sich tragen, sollten Sie von Top-Experten an einem Krebszentrum feststellen lassen, ob ein östrogenblokkendes Medikament für Sie geeignet ist. Raloxifen ist für die Anwendung bei Frauen vor der Menopause nicht genehmigt. Tamoxifen wurde in den USA von der FDA für die Anwendung vor der Menopause nochmals geprüft und hat bei Frauen unter fünfzig Jahren geringe Nebenwirkungen.

Körperliche Bewegung ★★★★★

Dies ist einer der wenigen Schritte, die wirklich bewiesenermaßen Brustkrebs vorbeugen. Intensive körperliche Bewegung reduziert die Östrogenproduktion und kann sich auf den Menstruationszyklus auswirken. Dadurch wird die Östrogenwirkung wesentlich unterbunden. Heranwachsende Mädchen sollten jedoch nicht übertreiben, da Sportphysiologen besorgt sind, extreme körperliche Aktivität könne die Menstruation ganz zum Stillstand bringen und möglicherweise auch zu beträchtlichem Knochenschwund führen.

Meiden Sie Omega-6-Fettsäuren ★★★★★

Wenn Sie Ihr Leben lang auf Omega-6-Fettsäuren verzichten, schützen Sie Ihre Brust vor dem enormen Verstärkereffekt dieser Fette.

Essen Sie Fisch oder nehmen Sie Fischöl ★★★★

Fisch zu essen ist eine gute, langfristige Vorbeugungsstrategie, vorausgesetzt, der Fisch enthält wenig chemische Östrogene. Wenn Sie Fisch nicht mögen oder stark brustkrebsgefährdet sind, sollten Sie mit Ihrem Arzt besprechen, ob Sie Ihre Ernährung mit zehn Gramm Fischöl pro Tag ergänzen sollten. Wenn Sie jung sind und Omega-6-Fettsäuren meiden, brauchen Sie weniger Fischölkapseln, da Sie dann nicht so viele Omega-3-Fettsäuren zum Ausgleich benötigen.

Kontrollieren Sie Ihr Körperfett ★★★★

Ab achtzehn ist eine Gewichtszunahme ein bedeutender Risikofaktor für Brustkrebs. In Wirklichkeit besteht das Risiko vieler anderer Faktoren, wie fett- und kalorienreiche Ernährung oder mangelnde körperliche Bewegung, hauptsächlich darin, daß sich zuviel Körperfett bildet. Das erhöhte Risiko infolge übermäßigen Körperfetts macht sich erst nach der Menopause bemerkbar. Doch man sollte mit dem Abnehmen nicht bis zu den Wechseljahren warten. Wie die wichtigsten Studien zeigen, ist es das im frühen Erwachsenenalter zugenommene Gewicht, das den größten Schaden anrichtet.

Senken Sie die Glukosebelastung ★★★

Ein hoher Insulinspiegel ist auch für schlanke Frauen vor den Wechseljahren ein Risikofaktor. Da eine hohe Glukosebelastung höchstwahrscheinlich zu der apfelförmigen Form von Fettleibigkeit, bei der sich das Fett um den Bauch herum ansetzt und nicht am Gesäß und an den Oberschenkeln, und zu lebenslangen Gewichtsproblemen führt, ist eine glukosearme Ernährung sinnvoll.

Essen Sie mehr Ballaststoffe ★★★

Da der Körper in den Jahren vor der Menopause am meisten Östrogen produziert, ist es wichtig, dieses mit Ballaststoffen zu binden. Fünfunddreißig Gramm Ballaststoffe sollten Sie mindestens essen. Wenn Sie bis zu fünfzig Gramm schaffen, wird es Ihnen gelingen, Ihr Hungergefühl und Ihr Gewicht unter Kontrolle zu bringen.

Wehren Sie oxidativen Streß ab ★★★

Dadurch wird generell das Krebsrisiko gesenkt und die Gewichtskontrolle ein Leben lang unterstützt. Wenn Sie neun Früchte und Gemüse täglich essen, profitieren Sie am meisten.

Essen Sie Gemüse aus der Familie der Kreuzblütler ★★

Es ist wichtig, soviel wie möglich von dem im Blutkreislauf zirkulierenden Östrogen in gutes Östrogen zu kanalisieren. Ebendas bewirken Gemüse aus der Familie der Kreuzblütler.

Meiden Sie chemische Östrogene ★

Je jünger Sie sind, desto weniger wahrscheinlich ist es, daß Sie größeren Mengen chemischer Östrogene ausgesetzt waren, doch um so sorgfältiger sollten Sie diese auch künftig meiden. Bis mehr darüber bekannt ist, tut man gut daran, um Lebensmittel, die Pestizidrückstände und andere chemische Östrogene enthalten könnten, einen Bogen zu machen.

Eine Bemerkung zur Schwangerschaft: Neue Forschungen zeigen, daß ein niedriger Östrogenspiegel während der Schwangerschaft zu Fehlgeburten führen kann. Daher sollten Sie die Östrogenwirkung während der Schwangerschaft vielleicht nicht unterbinden. Das ist ein wichtiger Punkt, den Sie mit Ihrem Frauenarzt besprechen sollten.

Brustkrebsvorbeugungsplan für Frauen mit niedrigem Östrogenspiegel *(nach der Menopause)*

Die Mehrzahl der Brustkrebsfälle wird bei Frauen nach den Wechseljahren diagnostiziert. Viele Vorbeugungsschritte, die Sie in jüngeren Jahren unternommen haben, zahlen sich nun aus. Wenn Sie, als Sie jung waren, keinen dieser Schritte befolgt haben, sollten Sie ein rigoroseres Vorbeugungsprogramm vorziehen. Obwohl die Östrogenproduktion in den Eierstökken nach der Menopause drastisch sinkt, kann das in den Nebennieren, im Körperfett und in den Muskeln erzeugte Östrogen immer noch hohe Werte erreichen, besonders bei westlichen Frauen. Bei einer Studie stellte sich heraus, daß der Östrogenspiegel englischer Frauen nach der Menopause um 171 Prozent höher lag als der chinesischer Frauen.

Kontrollieren Sie Ihr Körperfett ★★★★★

Körperfett ist bei Frauen nach der Menopause die wichtigste und gefährlichste Produktionsquelle für Östrogen. Den Beweis dafür lieferten die 121000 Frauen, die an der Harvard-Krankenschwestern-Gesundheitsstudie teilnahmen. Übergewichtige Frauen nach der Menopause hatten fünfzig bis hundert Prozent höhere Östrogenvorkommen als schlanke Frauen. Eine Gewichtszunahme in den Wechseljahren und danach scheint am risikoreichsten zu sein, da sie am stärksten zur Östrogenproduktion beiträgt. Es besteht auch ein Zusammenhang zwischen Fettleibigkeit und größeren Tumoren zum Zeitpunkt der

Diagnostizierung, einer stärkeren Verbreitung in die Lymphknoten und geringeren Überlebenschancen. Sowohl eine niedrige Glukosebelastung als auch körperliche Bewegung helfen Ihnen dabei, Ihr Gewicht und Ihr Brustkrebsrisiko unter Kontrolle zu bringen.

Körperliche Bewegung ★★★★★

Nach den Wechseljahren ist maßvolle körperliche Aktivität wohl am sinnvollsten. Spaziergänge bei einem mäßigen Tempo von etwa zwölf Minuten pro Kilometer verbrennen Fett und erhöhen die Körperempfindlichkeit für Insulin, so daß weniger davon benötigt wird, lauten die Ergebnisse einer Studie von Katarina Borer von der Universität Michigan. Dies trägt auch zum Abbau von überschüssigem Körperfett bei.

Essen Sie Fisch oder nehmen Sie Fischöl ★★★★

Dadurch erhöht sich rapide das Verhältnis der Omega-3- zu den Omega-6-Fettsäuren. Da Ihr Körper etwa drei Jahre braucht, sich der Omega-6-Fettsäuren zu entledigen, sollten Sie sich während dieser Zeit durch eine höhere Fischöldosis schützen. Es ist daher ratsam, die volle Menge von zehn Gramm Fischöl pro Tag zu nehmen, während Sie die Omega-6-Fettsäuren aus Ihrem Körper waschen. Mit »Auswaschen« meine ich folgendes: Wenn man drei Jahre nur sehr geringe Mengen an Omega-6-Fettsäuren ißt, werden diese vom Körper verwertet und allmählich durch gesündere Fette ersetzt. Diesen Schritt sollten Sie mit Ihrem Arzt besprechen.

Blockieren Sie die Östrogene ★★★

Manche Frauen produzieren auch nach den Wechseljahren noch große Mengen Östrogen. Das sind z. B. Frauen mit viel Körperfett oder einer kalorien- und fettreichen, ballaststoffarmen Ernährung. Andere Frauen nehmen Östrogene im Rahmen einer Hormonersatzbehandlung oder trinken täglich Alkohol. Bei wieder anderen konzentrieren sich im Brustfett große Mengen chemischer Östrogene. Wenn Sie zu diesen Frauen zählen, können Sie immer noch von einem Östrogenrezeptorblocker profitieren, der diese Östrogene von den Östrogenrezeptoren verdrängt. Da die Möglichkeit besteht, daß Soja die Brust stimuliert, sollten Sie sicherstellen, daß Sie im Rahmen des »Östrogenfensters« bleiben. Paradoxerweise stimulieren sehr kleine Mengen Soja die Brust wahrscheinlich genauso wie sehr große Mengen. Um innerhalb des »Fensters« zu bleiben, sind zwischen fünfunddreißig und sechzig Gramm Soja pro Tag die richtige Menge. Soja kann auch eine Hormonsubstitutionstherapie ersetzen, da sie Knochen und Herz schützt und die Wechseljahressymptome mildert. Ein anderes Mittel ist das Medikament Raloxifen. Es ist in den USA für Frauen nach der Menopause zur Osteoporose-Vorbeugung zugelassen. Wenn Sie sich keiner Hormonersatzbehandlung unterziehen, ist Raloxifen eine großartige Alternative, da es zur Knochenerhaltung beiträgt, den Cholesterinspiegel senkt und nach nur dreißigmonatiger Einnahme Ihr Brustkrebsrisiko um neunzig Prozent senken kann. Bei Tamoxifen bestehen stärkere Risiken und Nebenwirkungen als bei Raloxifen, doch bei sehr stark risikogefährdeten Frauen wäre es durchaus in Betracht zu ziehen. Zusätzliche Aromatasehemmer können das Brustkrebsrisiko um *weitere* neunzig Prozent reduzieren. Bei stark gefährdeten Frauen nach der Menopause könnte die Kombination eines Aromatasehemmers mit Raloxifen sehr vielversprechend sein – diese Kombination könnte das Brustkrebsrisiko um neunundneunzig Prozent senken, was dem niedrigen Risiko, das Männer gegenwärtig haben, sehr nahe kommt.

Da der Östrogenspiegel bei Frauen nach der Menopause nur fünf bis zehn Prozent so hoch ist wie bei Frauen vor der Menopause, kommt der »Bindung« von Östrogen durch Ballaststoffe weit weniger Bedeutung zu. Das Lineberger-Gesamt-Krebszentrum kommt ebenfalls zu dem Schluß, daß es nach dem Verzehr von Weizenkleie zu keiner merklichen Senkung des Östrogenspiegels bei Frauen nach der Menopause kam, ob sie nun eine Hormonersatzbehandlung machten oder nicht.

Trinken Sie wenig Alkohol ★★★

Bei Frauen nach der Menopause wirkt sich Alkohol weniger gravierend aus, da weniger Östrogen zum Ankurbeln vorhanden ist. So sollten Sie vielleicht in der Zeit, wenn Herzerkrankungen ein weit größeres Risiko als Brustkrebs darstellen, darüber nachdenken, ab und zu ein Glas Rotwein zu trinken.

Bei Frauen in mittleren Jahren und bei älteren Frauen sind einige Gläser Wein pro Woche ein sehr guter Schutz vor Herzerkrankungen und erhöhen das Brustkrebsrisiko nur minimal, doch gilt dies nur für Frauen, bei denen bereits ein Herzkrankheitsrisiko besteht. Die nachstehende Tabelle beleuchtet die tatsächlichen Risiken von Frauen dieser Altersgruppe.

Wie Sie sehen, steigt bei weniger als einem Glas Wein pro Tag das Brustkrebsrisiko nur marginal, während die auf Herzkrankheiten zurückzuführenden Todesfälle erheblich zurückgehen. Wenn bei Ihnen ein Risiko für Herzkrankheiten besteht, sinkt das Sterberisiko bei einem Glas pro Tag sogar noch mehr, wobei das Brustkrebsrisiko ein wenig steigt. Bei zwei bis drei Gläsern täglich beginnt die Schutzwirkung für das Herz nachzulassen, und die Brustkrebsrate steigt noch weiter, ebenso die Leberzirrhoserate.

Alkohol und Gesundheitsrisiko (prozentual)

Krankheit	*Kein Alkohol*	*Weniger als ein Glas täglich*	*1 Glas täglich*	*2-3 Gläser täglich*
Leberzirrhose	4	4,3	7,7	10,4
Brustkrebs	30	33	37	45
Herzkrankheiten, ohne bestehendes Risiko	78	62	59	67
Herzkrankheiten, bei bestehendem Risiko	276	200	156	170

Bei einer Hormonersatzbehandlung sieht die Sache anders aus, da Alkohol den Östrogenspiegel im Blutkreislauf erhöht, was wiederum das Brustkrebsrisiko steigen läßt.

Wenn Sie eine Hormonersatzbehandlung machen, kann sich die im Blut zirkulierende Östrogenmenge durch den Alkohol verdreifachen. Elizabeth S. Ginsburg von der Station für Geburtshilfe und Gynäkologie am Brigham and Women's Hospital in Boston führte einen Doppelblind-Kreuzversuch an vierundzwanzig Frauen nach der Menopause durch, um die Auswirkungen gemäßigten Alkoholkonsums auf den Östradiolspiegel im Blutkreislauf zu bestimmen. Es stellte sich heraus, daß der Östradiolspiegel bei Frauen, die sich einer Östrogenersatzbehandlung unterzogen, nach dem Konsum von Alkohol um 327 Prozent stieg. Darüber hinaus entdeckte man, daß das Östradiol zehn Minuten nach dem Trinken, als der Blutalkoholspiegel noch niedrig war, bereits erheblich angestiegen war. Es ist zu befürchten, daß eine Hormonersatzbehandlung plus Alkohol das Brustkrebsrisiko stärker steigen lassen als jeder dieser Faktoren für sich allein. Noch schlimmer ist, daß die Wirkung von Alkohol sich kumuliert: Je mehr Sie in einem bestimmten Zeitraum trinken, desto höher ist der Östradiolspiegel. Manche Wissenschaftler meinen, das größte Risiko bei einer Hormonersatztherapie läge in der Kombination mit Alkohol.

Neuerdings gibt es jedoch eine gute Nachricht für Frauen mit gutartigem Brustkrebs, die Ersatzöstrogene nehmen möchten. William D. Dupont, Professor für vorbeugende Medizin, und seine Kollegen berichteten in der Ausgabe vom 15. März 1999 von *Cancer*, daß eine Östrogenersatzbehandlung »das Brustkrebsrisiko von Frauen mit einer Vorgeschichte von gutartigem Brustkrebs nicht signifikant erhöht«. Vorher hatte man angenommen, daß diese Frauen ein noch höheres Brustkrebsrisiko hatten, wenn sie Ersatzöstrogene einnahmen.

Wenn Sie eine Hormonsubstitutionstherapie in Betracht ziehen, sollten die Hormone sehr niedrig dosiert sein. Eine neue Studie in den *Archives of Internal Medicine* zeigt, daß Frauen bereits von der knochenerhaltenden und herzschützenden Wirkung des Östrogens profitieren, dabei aber weniger Nebenwirkungen in Kauf nehmen müssen, wenn sie nur die Hälfte der üblichen Dosis nehmen, nämlich 0,3 Milligramm statt der üblichen 0,625 Milligramm.

Es gibt eine einfache Möglichkeit, alle Ihre Bedürfnisse unter einen Hut zu bringen: Nehmen Sie an den Tagen, an denen Sie Alkohol trinken, keine Hormontabletten, dann kommt es nicht zum Verstärkereffekt in Ihrem Blutspiegel. Auf diese Weise wird Ihr Herz an einem Tag durch die Östrogene geschützt, am anderen durch den Alkohol. Sie sollten das mit Ihrem Arzt besprechen.

Wenn Sie eine Hormonersatztherapie als kurzfristige Behandlung der Wechseljahresbeschwerden in Erwägung ziehen und sich wegen Brustkrebs Sorgen machen, können Sie beruhigt sein: Tatsächlich besteht erst nach zehn Behandlungsjahren ein Risiko ... besonders dann, wenn Sie keinen Alkohol trinken und nicht stark brustkrebsgefährdet sind. Doch da immer mehr Medikamente auf den Markt kommen, die das

Herz, die Knochen *und* die Brust schützen, denke ich, daß Sie sich letztlich dafür entscheiden werden, die Hormonersatzbehandlung durch eine der langfristigen Vorbeugungstherapien zu ersetzen. Das heißt, Sie können jetzt Ersatzhormone zur Linderung der Wechseljahresbeschwerden nehmen und zu einem selektiven Östrogenrezeptormodulator (SERM) Ihrer Wahl übergehen, sobald diese erhältlich sind. SERMs sind so aufgebaut, daß sie alle guten und keine der schädlichen Wirkungen von Östrogen haben. Raloxifen ist ein gelungenes erstes Beispiel dafür.

Essen Sie Gemüse aus der Familie der Kreuzblütler ★★★

Wegen der viel schwächeren Östrogenproduktion gibt es auch viel weniger »schlechtes« Östrogen, auf das Gemüse aus der Familie der Kreuzblütler einwirken können. Trotzdem sind diese Gemüse gesund, und sie enthalten viele Antioxidantien, die oxidativen Streß abbauen.

Senken Sie die Glukosebelastung ★★★

Eine niedrige Glukosebelastung trägt sehr dazu bei, Sie vor der Gewichszunahme zu schützen, die oft mit den Wechseljahren einhergeht.

Bauen Sie oxidativen Streß ab ★★★

Eine obst- und gemüsereiche Ernährung ist immer noch der beste Weg, die Entstehung von Krebs zu unterbinden.

Meiden Sie Omega-6-Fettsäuren ★★★

Obwohl die Östrogenproduktion insgesamt abgenommen hat, kann es durch den Verzehr schädlicher Fette immer noch zu einem erheblichen Verstärkereffekt kommen. Sie sollten statt dessen Oliven- oder Fischöl essen. Wenn Sie Ihr ganzes Leben lang viele Omega-6-Fettsäuren zu sich genommen haben, können Sie Ihr Risiko jetzt schneller senken, wenn Sie täglich Fischöl einnehmen.

Essen Sie mehr Ballaststoffe ★★

Nach den Wechseljahren spielen Ballaststoffe in erster Linie bei der Gewichtskontrolle und beim Schutz vor Herzkrankheiten eine Rolle. Da der Östrogenspiegel bei Frauen nach der Menopause nur fünf bis zehn Prozent des Spiegels bei Frauen vor der Menopause beträgt, kommt der »Bindung« von Östrogen durch Ballaststoffe weniger Bedeutung zu.

Meiden Sie chemische Östrogene ★

Die meisten chemischen Östrogene, denen Sie ausgesetzt waren, stammen aus Lebensmitteln, die sie vor den frühen 70er Jahren gegessen haben, als Pestizide stark in Gebrauch waren. Da sie in großen Mengen vorhanden sein können, ist es wichtig, sich bereits im Körper selbst vor den Chemikalien zu schützen. Sowohl Östrogenblocker als auch eine an Omega-3-Fettsäuren reiche Ernährung helfen Ihnen dabei, die Wirkung chemischer Östrogene abzuschwächen.

Rückfallvorbeugungsplan für Brustkrebsüberlebende

Frauen, die Brustkrebs überlebt haben, werden routinemäßig auf bestimmte Diäten gesetzt, um einen Rückfall zu verhindern. Diese Diäten unterscheiden sich in ihrer Zielsetzung radikal von der allgemeinen Brustkrebsvorbeugungsdiät. Da immer noch verstreut Krebszellen vorhanden sein können, besteht die Aufgabe einer solchen Diät darin, bei der Bekämpfung und Zerstörung dieser Krebszellen zu helfen und ein Neuwachstum zu verhindern, und zwar über eine sehr kurze Zeitspanne, nur ein paar Monate lang. Eine Diät ist natürlich kein Ersatz für eine Chemotherapie, Bestrahlung oder Operation, wird heutzutage jedoch in den Top-Krebszentren ergänzend verabreicht. Wie bereits erwähnt, wird Leinsamen sogar Krebspatientinnen vor der Operation gegeben, damit der Tumor schrumpft. Da die Behandlungsprogramme individuell verschieden sind, sollten Sie über die für Sie richtige Ernährung mit Ihrem Onkologen sprechen oder mit einem Onkologen, der an einem guten Krebszentrum für die Ernährung zuständig ist.

Warum eine gezielte Ernährung gut für die Brust ist

Über den grundlegenden Nutzen einer Unterbindung der Östrogenwirkung hinaus hoffen Forscher, daß Krebs durch eine gezielte Ernährung sogar noch aggressiver bekämpft werden kann, daß also z. B. die Tumorgröße abnimmt, das Tumorwachstum gebremst, der Wachstumsnachschubweg abgeschnitten und weitergehende genetische Schädigungen verhindert werden.

Die Empfehlungen gliedern sich in zwei Teile. Zunächst sind die Empfehlungen angeführt, bei denen keinerlei Vorbehalte bestehen, da sie sich allgemein als sicher und wirksam bewährt haben. Darauf folgen die Empfehlungen, bei denen es nicht mehr nur um bloße Vorbeugung, sondern um ein medizinisches Intensivprogramm geht. Über letztere sollten Sie mit Ihrem Arzt sprechen, damit diese Maßnahmen in einen soliden Gesamtbehandlungsplan eingearbeitet werden können.

Vorbehaltlos zu empfehlen:

Trinken Sie keinen Alkohol ★★★★★

Alkohol ist erwiesenermaßen ein so eindeutiger Risikofaktor, daß es sinnvoll ist, nur wenig oder gar keinen Alkohol zu trinken.

Meiden Sie Omega-6-Fettsäuren ★★★★★

Es ist äußerst wichtig, den Verstärkereffekt abzuschwächen, indem Sie den Verzehr mehrfach ungesättigter Fettsäuren auf ein Minimum reduzieren. Wenn Sie diese Fette durch Omega-3-Fettsäuren ersetzen, können Sie von einem starken Synergieeffekt profitieren.

Körperliche Bewegung ★★★★★

Körperliche Aktivität spielt eine große Rolle, wenn es um die Verbesserung des allgemeinen Wohlbefindens nach einer überstandenen Krebserkrankung geht. Auch trägt Bewegung dazu bei, die Östrogenproduktion zu reduzieren.

Nehmen Sie Fischöl ★★★★★

Fischöl führt in kurzer Zeit dramatische Änderungen herbei. Es handelt sich hier um eine aggressive Maßnahme, durch die die Biologie Ihrer Brust umstrukturiert wird – eine Maßnahme, die inzwischen von vielen Krebszentren in den USA vehement empfohlen wird. Offen bleibt nur die Frage der Dosierung, da hohe Dosen mit Blutungen in Zusammenhang gebracht wurden. Zehn Milligramm sind jedoch eine sichere Menge. Im Memorial-Sloan-Kettering-Krebszentrum und bei der UCLA empfehlen Ärzte ihren Patientinnen Fischöl.

Blockieren Sie den Östrogenrezeptor ★★★★★

Östrogenblockende Medikamente unterbinden die Östrogenwirkung am besten.

Der am häufigsten verschriebene Östrogenblocker ist Tamoxifen. Wenn es mit einer Chemotherapie kombiniert wird, liegt die Fünf-Jahres-Überlebensrate bei fast neunzig Prozent.

Eine interessante Alternative ist Raloxifen. Es scheint vor Brustkrebs zu schützen: Bei Frauen, die zu Beginn des Versuchs keinen Krebs hatten, gingen nach nur achtzehnmonatiger Einnahme die Neuerkrankungen an Krebs um siebenundsiebzig

Prozent zurück, nach dreißig Monaten gar um neunzig Prozent. Mediziner warten auf klinische Versuche, um festzustellen, welchen Nutzen Raloxifen bei Brustkrebs hat und ob es ein Risiko für die Eierstöcke darstellt.

Soja: Auf diesem Feld gibt es, was Brustkrebsüberlebende betrifft, aus ernährungswissenschaftlicher Sicht die größten Unstimmigkeiten. Die Frage bleibt offen, ob Soja ein geeigneter Östrogenrezeptorblocker ist, sobald eine Patientin die Tamoxifen-Einnahme beendet oder die Behandlung abgeschlossen hat. Da es keine entsprechenden klinischen Versuche gibt, die diese Frage beantworten, bleibt sie offen.

Da Soja sich wie ein schwaches Östrogen verhalten kann, zögern viele Onkologen, sie Frauen zu verschreiben, die wegen einer Brustkrebstherapie oder der Menopause einen niedrigen Östrogenspiegel haben. *Jede* Östrogenwirkung könnte potentiell schädlich sein, so eben auch die schwache Östrogenwirkung von Soja. Viele Mediziner halten das für ein Spiel mit dem Feuer. Genistein, der aktivste Sojabestandteil, kann sowohl als Östrogen als auch als Antiöstrogen wirken. Es ist schwer vorherzusagen, wie es sich verhält, und es kann sich bei derselben Person gleichzeitig auf beide Arten manifestieren.

Ein Blick auf asiatische Frauen zeigt jedoch, daß bei Brustkrebsüberlebenden nie Anzeichen von Problemen aufgedeckt wurden. Soja hat auch andere krebsbekämpfende Eigenschaften; so wirkt sie als Antioxidans und kann das Wachstum neuer Blutgefäße blockieren.

Natürlich könnten Frauen vor der Menopause mit voll funktionierenden Eierstöcken und hoher Östrogenproduktion Nutzen daraus ziehen. Bei Patientinnen nach der Menopause wagen es nur wenige Ärzte, verbindliche Ratschläge zu geben. Sie sollten dieses Thema daher mit Ihrem Onkologen durchsprechen.

Wenn Sie sich für Soja entscheiden, dann denken Sie daran, daß das Risiko, sofern es eines gibt, nur darin besteht, zuwenig

Soja zu essen. Aus diesem Grunde sollten Sie die volle Ration von fünfunddreißig bis sechzig Gramm täglich zu sich nehmen.

Rezeptorstatus: Auch Brustkrebszellen können Östrogenrezeptoren haben – man nennt solche Brustkrebszellen östrogenrezeptorpositiv. Das bedeutet, daß das Östrogen das Weiterwachsen des Tumors vorantreiben kann, indem es sich an den Rezeptor hängt; daher können Östrogenblocker die Behandlung wirkungsvoll ergänzen.

Leinsamen: Da Beweise für die östrogenblockende Wirkung von Leinsamen gerade erst veröffentlicht werden, sollten Sie mit Ihrem Arzt darüber sprechen, ob eine Einnahme sinnvoll ist.

Halten Sie Ihr Körperfett unter Kontrolle ★★★★

Dies hat den zusätzlichen Vorteil, daß Rückfälle leichter entdeckt werden können.

Machen Sie keine Hormonersatzbehandlung ★★★★

Es ist sinnvoller, sich keiner Hormonersatzbehandlung zu unterziehen, da Ihr Körper dann nicht mit Östrogenen belastet wird. Wenn Sie wirklich Östrogen gegen die Wechseljahresbeschwerden nehmen möchten, halten Sie sich lieber an Raloxifen oder Soja.

Essen Sie mehr Ballaststoffe ★★★★

Östrogen im Darm zu binden und zu verhindern, daß es erneut in den Blutkreislauf gerät, ist dann am sinnvollsten, wenn Ihr Östrogenspiegel immer noch auf fast normaler Höhe ist. Ballaststoffe helfen auch bei der Gewichtskontrolle.

Senken Sie die Glukosebelastung ★★★

Die Diskussion über Insulin und Östrogenrezeptoren bringt nur schlechte Nachrichten, da beide zusammen die Östrogenwirkung noch verstärken. Weniger Insulin aufgrund einer geringeren Glukosebelastung schwächt das Zusammenspiel von Östrogen und Insulin ab und reduziert damit die Östrogenwirkung.

Essen Sie Gemüse aus der Familie der Kreuzblütler ★★★

Da »schlechte« Östrogene tatsächlich Krebs hervorrufen, indem sie sich an die DNA der Zelle hängen, ist Gemüse aus der Familie der Kreuzblütler ein wichtiger Bestandteil des Rückfallvorbeugungsplans.

Schränken Sie die Kalorienzufuhr ein ★★★

Das Memorial-Sloan-Kettering-Krebszentrum empfiehlt eine kalorienarme Ernährung von weniger als 1500 Kalorien. Das scheint gegen den Instinkt von Krebsüberlebenden zu sprechen, wieder zu Kräften zu kommen, aber eine überschüssige Kalorienzufuhr könnte sich bei diesen Frauen stark krebsfördernd auswirken. Rita Mitchell, die Ernährungswissenschaftlerin, die die Menüpläne für dieses Buch zusammenstellte, ist der Meinung, 1500 Kalorien könnten für manche Frauen zuwenig sein, um sich wohl zu fühlen und aktiv zu bleiben. Ihr Ernährungsberater kann Ihnen dabei helfen, die Kalorienmenge festzulegen, die für Ihre Ernährung die richtige ist.

Reduzieren Sie den oxidativen Streß ★★★

Da dies die einzige zur Verfügung stehende Methode ist, das ständige toxische Sperrfeuer auf Ihre DNA zu stoppen, ist der Verzehr von fünf Obst- und Gemüsesorten pro Tag, bevorzugt die mit den meisten Antioxidantien, wichtig.

Meiden Sie chemische Östrogene ★★★

Chirurgen am Memorial-Sloan-Kettering-Krebszentrum raten ihren Patientinnen nachdrücklich, risikoreiche Fisch- und Fleischsorten, die chemische Östrogene enthalten könnten, zu meiden. Für Brustkrebsüberlebende ist es ungeheuer wichtig, diesen Chemikalien aus dem Weg zu gehen, bis mehr über die damit verbundenen Risiken bekannt ist.

Empfohlen nach Rücksprache mit Ihrem Onkologen oder bei Teilnahme an einem klinischen Versuch:

Nehmen Sie Indol-3-Carbinol-Ergänzungsmittel ★★★

Genetische Konstellation: Was Frauen betrifft, die Trägerinnen der Gene BRCA1 und BRCA2 und weiterer noch nicht entdeckter Mutationen sind, so glauben die meisten seriösen Forscher nicht, daß eine bestimmte Ernährung die Krebsentstehung verhindern kann. Dazu sind wahrscheinlich viel stärkere gentechnologische Werkzeuge nötig, kombiniert mit einem starken Östrogenrezeptorblocker wie Tamoxifen oder Raloxifen. Im Moment gibt es für sehr stark risikogefährdete Frauen weit mehr aussagekräftige klinische Daten über Tamoxifen als über Raloxifen.

Empfehlung

Ich empfehle die Teilnahme an einem anerkannten klinischen Versuch, bei dem Sie von den Vorteilen einer sorgfältigen Beobachtung und einer strikten Überwachung der Diät profitieren können.

Intensiv-Ergänzungsmittel

In ihren Bemühungen, Brustkrebs vorzubeugen, konzentrieren viele führende Wissenschaftler die wirksamsten Lebensmittelbestandteile in hochwirksamen Ergänzungsmitteln. Bei dem folgenden Programm für Frauen mit Höchstrisiko werden die stärksten krebsbekämpfenden Ergänzungsmittel miteinander kombiniert. Es ist ein unglaublich einfaches Programm, das nur wenige Minuten täglich in Anspruch nimmt. Falls Sie an keinem klinischen Untersuchungsprogramm teilnehmen oder Ihr Arzt diese Methode nicht empfiehlt, besteht meiner Ansicht nach der beste Rat immer noch darin, die Krebsprävention mit den richtigen Lebensmitteln anzugehen.

Vor der Menopause

Fischölkapseln: zehn Gramm täglich ★★★★
Östrogenblocker ★★★★

Sojaeiweißpulver: sechzig Gramm täglich
oder
Leinsamen: fünfundzwanzig Gramm täglich
oder
Erwägen Sie die Einnahme eines östrogenblockenden Medikaments (Tamoxifen oder Raloxifen) im Zuge eines anerkannten klinischen Versuchs, wenn Sie sehr stark risikogefährdet sind.

Kein Alkohol ★★★★
Körperliche Bewegung ★★★★
Indol-3-Carbinol: fünfhundert Milligramm täglich ★★★
Keine Omega-6-Fettsäuren ★★★

Nach der Menopause

Da die Östrogensequenz bis zum Ende der Wechseljahre wesentlich an Intensität verloren hat, sind Ergänzungsmittel weniger wichtig als eine effiziente, ausgewogene Diät. Auch bestehen bei Frauen mit niedriger Östrogenproduktion Bedenken bezüglich Soja-Ergänzungsmitteln, so daß diese nicht in das Programm aufgenommen wurden.
Keine Omega-6-Fettsäuren ★★★★
Fischölkapseln: zehn Gramm täglich ★★★★
Indol-3-Carbinol: fünfhundert Milligramm täglich ★★★★

Östrogenblockende Medikamente

Wenn Sie eine Hormonersatztherapie umgehen und Ihr Osteoporoserisiko senken möchten, sollten Sie Raloxifen in Erwägung ziehen, einen Östrogenblocker, der das Brustkrebsrisiko reduziert und die Knochen schützt.

Forscher empfehlen eine Ergänzungsmittelstrategie im Rahmen eines anerkannten klinischen Versuchs. Ich glaube, daß sie recht haben, und empfehle daher stark risikogefährdeten Frauen diese Strategie mit Ergänzungsmitteln im Zuge eines klinischen Versuchs.

Diese Strategie könnte letztlich diejenige sein, für die sich zumindest in den USA die meisten Frauen entscheiden. Der Grund dafür ist folgender: Viele Mediziner sind der Meinung, daß der Großteil der Amerikaner sich nicht auf eine Ernährung auf weitgehend pflanzlicher Grundlage mit vielen Ballaststoffen und niedriger Glukosebelastung umstellen wird.

Die Tatsachen geben ihnen recht. Verschwindend wenige Amerikaner sind willens, Obst und Gemüse zu essen, und noch weniger sind bereit, sich rein vegetarisch zu ernähren. Aus diesem Grunde kommt in den US-Krebszentren eine einzigartige neue Methode zur Anwendung, die darin besteht, wirksame Ergänzungsmittel mit einigen wenigen Umstellungen in der Ernährung zu kombinieren, um einen drastischen Abfall der Östrogenwirkung und deren Verstärkereffekt herbeizuführen. Da Eßgewohnheiten so schwer zu ändern sind, warum also nicht ein paar Nahrungsergänzungsmittel anbieten? Genau darin besteht der Ansatz mehrerer Top-Krebszentren. Die Grundregel lautet, daß die Ernährungsweise, nach der Sie jahrein, jahraus leben, einfach sein muß. Mir wäre es viel lieber, wenn Sie sich auf die in den vorangegangenen Kapiteln beschriebenen Lebensmittel stürzen würden, doch falls Sie das nicht können, sollten Sie dieses Programm in Erwägung ziehen.

Wie Sie Ihr Risiko bestimmen

Lesen Sie die folgenden Risikobeschreibungen und bestimmen Sie Ihren eigenen Risikopegel.

Durchschnittlich

Sie haben ein durchschnittliches Risiko, wenn in Ihrer Familie keine Brustkrebsfälle vorkamen oder nur einer bei einer Verwandten ersten oder zweiten Grades im Alter von über fünfzig Jahren. (Verwandte ersten Grades sind Schwestern, Töchter und Mütter; Verwandte zweiten Grades sind Kusinen ersten Grades, Großmütter und Tanten.)

Etwas höher

Ihr Risiko ist etwas höher, wenn Sie mindestens eine Verwandte ersten oder zweiten Grades haben, bei der Brustkrebs diagnostiziert wurde, bevor sie fünfzig Jahre alt war, oder wenn bei zwei Verwandten in *derselben* Familienlinie Brustkrebs festgestellt wurde.

Hoch

Sie sind hoch risikogefährdet, wenn bei drei oder mehr Verwandten ersten oder zweiten Grades in derselben Familienlinie Brust- oder Eierstockkrebs diagnostiziert wurde.

Extrem hoch

Sie tragen das BRCA-Mutationsgen oder sind bereits an Brustkrebs erkrankt. Eine Frau, der das BRCA1- oder das BRCA2-Gen vererbt wurde, hat ein siebenundachtzigprozentiges Risiko, bis zum Alter von siebzig Jahren an Brustkrebs zu erkranken, wobei das Risiko vor der Menopause noch viel höher liegt.

Töchter: *Generationenübergreifende Brustkrebsvorbeugung*

Am weitreichendsten wirkt sich möglicherweise das allerfrüheste Nährstadium auf Brustkrebs aus. Die Entwicklung der menschlichen Brust beginnt während der ersten wenigen Monate in der Gebärmutter. Die Hormone und Gifte, denen sie in dieser Zeit und während der nächsten beiden Jahrzehnte ausgesetzt ist, beeinflussen die Brustkrebsentwicklung enorm. Es gibt Grund zu der beängstigenden Annahme, daß es sich hier um einen Krebs handeln könnte, der sich in der Kindheit und Jugend entwickelt und erst in mittleren Jahren ausbricht.

Der Mißerfolg vieler Brustkrebsvorbeugungsversuche bei amerikanischen Frauen veranlaßte Ärzte in Harvard und anderen Institutionen, sich mit generationenübergreifender Brustkrebsvorbeugung zu befassen – dies ist heute das heißeste Thema in Sachen Brustkrebsvorbeugung. Generationenübergreifend aus dem Grund, weil die Vorsorgemaßnahmen der Frauen ebenso auf ihre Töchter und Enkelinnen abzielen wie auf ihre eigene Gesundheit. In diesem Kapitel wollen wir uns ansehen, was Sie tun können, was Sie tun sollten und wo die Risiken die Vorteile überwiegen. Natürlich erfordern alle lebenslangen Maßnahmen größtmögliche Sorgfalt. Bei sich schnell entwickelndem Gewebe könnte ein Schritt in die falsche Richtung böse Folgen haben.

Warum glauben Wissenschaftler, daß die Frühentwicklung so wichtig ist? Hier einige Anhaltspunkte: Nachdem Atombomben auf Hiroshima und Nagasaki gefallen waren, erkrankten junge Frauen, die zu dem Zeitpunkt zehn bis Anfang zwanzig Jahre alt waren, weitaus häufiger an Brustkrebs. Bei erwachsenen Frauen hingegen, welche die Bomben überlebt hatten, war die Brustkrebsrate nicht höher als zuvor. Man nimmt an, daß das unreife Brustgewebe der jungen viel verletzlicher als das der älteren Frauen war. Was beweist nun, daß eine frühzeitige richtige Ernährung dies beeinflussen kann? Obwohl Frauen, die aus Ländern mit niedrigerem Brustkrebsrisiko in die Vereinigten Staaten kommen, z. B. aus Japan, hier eine höhere Brustkrebsrate aufweisen, erreichen sie doch nicht die hohe Rate amerikanischer Frauen. Doch bei ihren Töchtern und Enkelinnen ist das sehr wohl der Fall. Kluge Denker machen die Lebensmittel, die diese japanisch-amerikanischen Frauen der zweiten und dritten Generation in Amerika von früher Kindheit an essen, für das gestiegene Risiko verantwortlich. Die meisten seriösen Wissenschaftler sind der Meinung, daß Brustkrebsvorbeugung schon sehr früh beginnen sollte. Dasselbe sagen Frauen, die eine Brustkrebserkrankung überlebt haben.

Deborah McCurdy, die Brustkrebsüberlebende, die wir bereits an früherer Stelle in diesem Buch getroffen haben, hat ihre gesamte Familie auf eine brustkrebsvorbeugende Ernährung umgestellt. »Meine ganze Familie ißt jetzt so – ich habe vier Kinder, vierzehn, zehn, acht und fünf, und sie wissen alles über Fette, die richtigen und die falschen Fettarten, und es ist gar keine große Sache. Es ist gut, in der Kindheit damit anzufangen. Die Ernährung in der Kindheit und Jugend kann ein entscheidender Schritt zur Vorbeugung vor Krebs und anderen Krankheiten sein. Sie beginnen früh mit der richtigen Ernährung und halten sich einfach weiter daran, wenn sie älter werden. Mir liegt sehr daran, daß meine Kinder nicht das durchmachen, was ich durchgemacht habe. Und ich möchte bei ihnen sein und sehen, wie sie aufwachsen und gesund sind. Mit dieser Ernährung läßt sich das gut machen.«

Wegweiser

Wir werden uns alle Entwicklungsstadien ansehen sowie die interessantesten und wichtigsten Methoden, wie man eingreifen kann. Wann sollten Sie mit der Brustkrebsvorbeugungsdiät beginnen? Sollte man als Mutter während der Schwangerschaft und Stillzeit Sojamilch trinken? Sollten junge Mädchen den Fettverzehr einschränken? Müssen Heranwachsende sich vegetarisch ernähren, um Krebs vorzeubeugen? Man kann gar nicht früh genug anfangen – oder doch? Hier ein Überblick über die Maßnahmen, die Sie für sich und für Ihre Tochter oder Enkelin ergreifen können.

Der Fötus

Das überschüssige Östrogen, dem ein Fötus in der Gebärmutter ausgesetzt ist, erhöht das Brustkrebsrisiko des Kindes. Nancy Potischman vom Nationalen Krebsinstitut der USA kam zu dem Schluß, daß Zwillinge, die im Mutterleib einer höheren Östrogenmenge als normal ausgesetzt waren, im späteren Leben höhere Brustkrebsraten hatten. Frauen, die eine Eklampsie oder Präeklampsie haben – Beschwerden, die bei niedrigem Östrogenspiegel auftreten –, bringen Babies zur Welt, die viel weniger Östrogen ausgesetzt waren. Diese Kinder haben ein fünfzig bis achtzig Prozent niedrigeres Brustkrebsrisiko als Säuglinge aus normalen Schwangerschaften. Da diese Beschwerden jedoch gefährlich für Mutter und Kind sind, werden Sie sie nicht künstlich herbeiführen wollen. Wie sonst können Sie das Östrogen blockieren? Mit Östrogenblockern wie Soja. Tatsächlich ist Soja das interessanteste und verlockendste Lebensmittel, das man während der Schwangerschaft essen kann, da Soja die Östrogenwirkung sogar noch vor der Geburt des Babys unterbinden kann. Bei Labortieren funktioniert dieses Prinzip. An trächtige Ratten verfüttertes Genistein führte bei den Jungen zu einem Rückgang des Brustkrebsrisikos um beeindruckende fünfzig Prozent. »Beim Menschen sollten sich gleiche Ergebnisse zeigen, da die Brustdrüsen von Ratte und Mensch sich sehr ähneln«, berichtet Coral Lamartiniere von der Universität von Alabama in Birmingham.

Ken Setchell hat bereits damit begonnen, sich dieses Phänomen beim Menschen anzusehen. Er wollte herausfinden, ob Soja, die von Müttern gegessen wurde, auf irgendeine Weise zum Fötus gelangte. Er verglich Blutproben von Mutter und Fötus. Vorläufige Ergebnisse zeigen, daß Genistein, der aktive Bestandteil von Soja, durch die Plazenta dringt und im Fruchtwasser nachgewiesen werden kann. Das bedeutet, daß das Genistein zum Fötus vordringt, nachdem die Mutter es verzehrt hat. Sollten Mütter sich auf diesen Versuch einlassen? Der einzige absolut zuverlässige Beweis ließe sich mittels langfristiger, Placebo-kontrollierter Studien erbringen, doch deren Durchführung wäre viel zu teuer und zeitaufwendig. Somit sind wir auf die Erfahrungswerte asiatischer Frauen angewiesen, die Soja vor, während und nach der Schwangerschaft essen. Weder auf sie noch auf ihren Nachwuchs scheint sich das in irgendeiner Weise negativ auszuwirken. Theoretisch könnte man schwangere Frauen warnen, daß die Befürchtung besteht, das Wachstum des Fötus könnte sich verzögern. Doch in der Praxis wurde derartiges beim Menschen nie beobachtet. Wenn Sie schwanger sind und sich überlegen, Soja zu nehmen, um die Östrogenwirkung zu unterbinden, sollten Sie dies gründlich mit Ihrem Frauenarzt besprechen. Auch sollten Sie während der Schwangerschaft keines der in diesem Buch empfohlenen Ergänzungsmittel einnehmen, solange Sie nicht ausführlich mit Ihrem Frauenarzt darüber gesprochen haben.

Empfehlung

Beobachten Sie sorgfältig die weitere Forschung.

Säuglinge

Es gibt zwei wichtige Vorbeugungsstrategien, die in Frage kommen: Stillen und Soja. Je länger ein Mädchen gestillt wird, desto geringer ist das Risiko, daß es Brustkrebs entwikkelt; gleichzeitig senkt die Mutter dabei ihr eigenes Risiko. Frauen, die als Säuglinge gestillt wurden, erkranken sowohl vor als auch nach der Menopause um fünfzehn bis dreißig Prozent seltener an Brustkrebs. Außerdem werden durch das Stillen chemische Östrogene von der Brust in die Muttermilch befördert. Dadurch ist Stillen eine risikolose und kluge Strategie, Ihrer Tochter Gutes zu tun und dabei Ihr eigenes Brustkrebsrisiko zu senken. Stillen schließt auch die Reifung der mütterlichen Brust ab, so daß diese weniger verletzlich gegen Strahlung, Passivrauchen und andere Umweltgefahren sowie auch Östrogen wird. Die amerikanische Pädiaterakademie empfiehlt nunmehr nachhaltig, volle zwölf Monate zu stillen, wobei der Säugling in den ersten sechs Monaten nichts anderes trinken und keine feste Nahrung bekommen sollte. Dies schützt Babies vor einer Vielzahl von Krankheiten und ihre Mütter vor Brustkrebs vor der Menopause und vor Eierstockkrebs. Amerikanische Frauen, die insgesamt zwei Jahre stillen, mindern ihr Risiko um zwanzig bis dreißig Prozent.

Bei Säuglingen, die eine mit Soja angereicherte Flüssigkeit trinken, zirkuliert 13000- bis 20000mal soviel schwaches Östrogen im Blutkreislauf, wie sie selbst produzieren. Es ist daher umstritten, ob man ihnen solche Flüssigkeiten geben sollte. Sie **haben** biologische Auswirkungen, doch bleibt die Frage, ob diese stark schützend oder schädigend sind. Die genannte Menge ist sechs- bis elfmal höher als die Menge, die erforderlich ist, bei Frauen vor der Menopause den Menstruationszyklus zu verlängern – mit anderen Worten, es ist eine sehr starke Dosis. Bei Ratten war die Wirkung hilfreich. »Wir konnten zeigen, daß Genisteininjektionen sowohl bei neugeborenen als auch bei vorpubertären Ratten zu einer etwa fünfzigprozentigen Senkung von Brusttumoren bei den erwachsenen Ratten führt«, sagt Coral Lamartiniere. Sojahaltige Flüssigkeiten werden nunmehr seit dreißig Jahren verabreicht, ohne daß Nachteiliges bekannt geworden wäre. Neunundzwanzig Prozent der Babies in den USA bekommen sojahaltige Flüssigkeiten. Aus den Wachtstumstabellen ist weder eine Wachstumsverzögerung ersichtlich, noch entwickeln sich die Knochen unterschiedlich. Doch die Beunruhigung über mögliche nachteilige Folgen war in England und Australien vor kurzem so alarmierend, daß der Sojaverbrauch um die Hälfte zurückging.

Empfehlung

Sie sollten erwägen, Ihr Baby zu stillen, um Ihr eigenes Risiko und das Ihres Kindes zu reduzieren. Nehmen Sie Soja nur nach gründlicher Rücksprache mit Ihrem Kinderarzt.

Von der Kindheit bis zur Menarche (Eintritt der ersten Regelblutung)

Die Milchgangzellen tanzen etwas aus der Reihe, da sie die einzigen menschlichen Zellen sind, die bei der Geburt noch nicht voll ausgebildet sind. Aufgrund ihres unreifen Zustands werden sie durch Östrogen leichter dazu veranlaßt, sich zu teilen, und werden empfänglicher für durch krebsverursachende Stoffe hervorgerufene Schädigungen. Erst nach einer voll ausgetragenen Schwangerschaft sind diese Zellen ganz reif. Daher sind sie mindestens während der ersten beiden Jahrzehnte im Leben einer Frau Risiken ausgesetzt. Wenn eine Frau heranwächst oder zwischen zwanzig und dreißig ist, sind die Milchgangzellen diesen Veränderungen gegenüber besonders empfindlich. Wenn das Brustkrebsrisiko mit der lebenslangen Dauer, während der eine Frau Östrogen ausgesetzt ist, steigt, dann hätten die Mädchen, bei denen der Eintritt der ersten Regelblutung am frühesten erfolgt, das größte Risiko. Tatsächlich gibt es Beweise, daß das stimmt: Die Mädchen, bei denen die Menstruation im Alter von vierzehn Jahren oder früher einsetzt, haben ein um dreißig Prozent erhöhtes Brustkrebsrisiko. Eine frühe Menarche ist generell schlecht. Mädchen, die ihre erste Regelblutung vor ihrem zwölften Lebensjahr bekommen, haben bedeutend höhere Östradiolkonzentrationen und niedrigere sexualhormonbindende Globulinkonzentrationen im Blut, und diese Unterschiede bleiben erstaunlicherweise zwanzig bis dreißig Jahre weiterbestehen. Dies führt zu einer vermehrten Ausbreitung der Milchgänge. Aus diesem Grunde möchten mehr und mehr Forscher möglichst früh mit der Brustkrebsvorbeugung beginnen, um einem Risiko vorzugreifen, das ein Leben lang andauern kann. Mädchen mit früher Menarche beginnen nicht nur früher mit der Östrogenproduktion, sie erzeugen auch mehr davon. Warum? Je früher die erste Regelblutung einsetzt, desto wahrscheinlicher ist auch, daß es schon früh zu vollen, regelmäßigen Menstruationszyklen kommt. Bei einer späten Menarche trifft das Gegenteil zu. Die Zyklen sind oft noch einige Jahre unregelmäßig, was bedeutet, daß die volle Östrogenproduktion erst eine ganze Weile nach der Menarche einsetzt. Eine finnische Studie bewies genau diesen Punkt. Mädchen, bei denen die Menarche vor dem Alter von zwölf Jahren einsetzte, hatten zu achtzig Prozent innerhalb von einem oder zwei Jahren danach Eisprungzyklen. Im Gegensatz dazu dauerte es bei Mädchen, deren Menarche mit dreizehn Jahren oder später eintrat, etwa viereinhalb Jahre, bevor auch nur bei fünfzig Prozent ihrer Zyklen ein Eisprung erfolgte. Sie sehen also, daß eine frühe Menarche sich langfristig auf die lebenslange Östrogenproduktion auswirkt. Kann man durch Ernährung etwas daran ändern?

Graham Colditz aus Harvard wird wie folgt zitiert: »Eine

einfache Ernährungsumstellung kann dazu beitragen, die Menarche hinauszuzögern und das lebenslange Brustkrebsrisiko wesentlich zu reduzieren.« Die Kindheit ist ein ausgezeichneter Zeitpunkt, mit einer wirklich gesunden Ernährungsweise zu beginnen. Wenn man als Kind lernt, gesund zu essen, hat man es als Erwachsener unendlich leichter. Laut Ernst Wynder, Präsident der American Health Foundation, werden die Geschmacksgrundlagen bis zum Alter von sechs Jahren erworben.

Meiden Sie Omega-6-Fettsäuren

Meine Frau und ich versuchen unseren Kindern keine mehrfach ungesättigten Fettsäuren irgendwelcher Art zu geben. Dadurch verhindern wir, daß die Brustzellen diese Fette, die den Östrogen-Verstärkereffekt verursachen, überhaupt aufnehmen.

Reduzieren Sie die Glukosebelastung

Wir versuchen auch, alle Kohlenhydrate innerhalb eines niedrigen glykämischen Bereichs zu halten. Fettleibigkeit am Oberkörper und ein hoher Insulinspiegel werden mit einem hohen Brustkrebsrisiko in Verbindung gebracht. Eine Gruppe französischer Forscher schlägt vor, die Glukosebelastung bei Teenagern zu reduzieren, um dem Syndrom vorzubeugen, bevor es sich manifestiert. Eine niedrige Glukosebelastung trägt auch sehr dazu bei, das Gewicht unter Kontrolle zu halten, ebenso eine ballaststoffreiche Ernährung.

Forscher am St.-Thomas-Hospital in London schlagen vor, daß »in Familien mit hohem Brustkrebsrisiko die Ernährung umgestellt und körperliche Übungen gemacht werden sollten. Es hat sich gezeigt, daß diese Maßnahmen den Insulinspiegel sowohl bei Kindern als auch bei Erwachsenen senken und eine reihenmäßige Überwachung des Spiegels an Insulin und

Sexualsteroiden dazu dienen könnte, deren Auswirkung auf Stoffwechsel und Drüsen herauszufinden.«

Essen Sie genügend Ballaststoffe

Ballaststoffe sind der beste Einzelschutz gegen Freßgelage in der Jugend. Bei Mädchen, die zuwenig Ballaststoffe essen, setzt die Menarche früher ein.

Kalorienarme Ernährung

Die bereits zitierte norwegische Studie an zwischen 1930 und 1932 geborenen Frauen, die etwa im Alter der ersten Regelblutung einer Hungersnot ausgesetzt waren, zeigt eine dreizehnprozentige Abnahme der Todesfälle bei Brustkrebs. Der Schutz besteht also während des gesamten Erwachsenenlebens weiter, bis lange nach der Menopause. Natürlich war dieses »Experiment« unbeabsichtigt und unverhältnismäßig, doch eine gemäßigte Kalorienzufuhr trägt sehr zur Regulierung des Gewichts und der Östrogenproduktion bei. Man erreicht dies leicht durch eine glukosearme, ballaststoffreiche Ernährung.

Weniger Körperfett

Bei Mädchen mit überschüssigem Körperfett setzt die erste Regelblutung eher ein als bei dünneren Mädchen. Aus übergewichtigen Kindern werden übergewichtige Erwachsene, die dann ihr ganzes Erwachsenenleben lang große Östrogenmengen produzieren.

Mehr körperliche Bewegung

Vorpubertäre Mädchen, die viel laufen, schwimmen oder Ballett tanzen, haben eine spätere Menarche als Mädchen, die nichts dergleichen tun. Mädchen, die körperlich aktiv sind, produzieren auch weniger Östrogen, haben ein geringeres Körpergewicht, eine günstigere Körperfettverteilung und weniger Menstruationszyklen. All dies summiert sich zu einem fünfzig Prozent niedrigeren Risiko.

Vegetarische Ernährung

Viele Studien zeigten, daß bei Mädchen, die sich vegetarisch ernähren, die Menarche später einsetzt. Bei Mädchen, die mehr Fleisch essen, erfolgt sie zu einem früheren Zeitpunkt.

Soja, doch nur mit Bedacht

Ken Setchell meint: »Wahrscheinlich kann man ruhigen Gewissens sagen, daß es am besten ist, sich so früh wie möglich an Soja zu gewöhnen. Je eher die Umstellung erfolgt, desto größer wahrscheinlich die langfristigen Vorteile. Der Beweis dafür? Sehen Sie sich asiatische Frauen an, die ihr ganzes Leben lang Soja essen und niedrigere Brustkrebsraten haben, solange sie leben.« Doch viele Wissenschaftler sind sehr vorsichtig, wenn es um diese Altersgruppe geht. Soja in hohen Dosen kann die Brustkrebsvorbeugung sicherlich unterstützen, doch bei Schimpansen hemmt übermäßiger Verzehr das Wachstum. Welche Eltern wären bereit, das Risiko einzugehen, ihrem Kind eine sojareiche Ernährung zukommen zu lassen, die so kalorienarm ist, daß das Wachstum beeinträchtigt wird? Wollen Sie es auf sich nehmen, daß Ihre Tochter in der körperlichen Entwicklung zurückbleibt, während ihre Freundinnen bereits Brüste entwickeln und sich verabreden? Das könnte für viele Mädchen eine sehr demütigende Erfahrung sein. Es handelt sich hier wirklich um eine Frage, die man sich stellen muß, sobald viel mehr Daten als im Moment vorliegen. In der herkömmlichen asiatischen Ernährung hat Soja seinen sinnvollen Platz, doch was andere Ernährungsstile betrifft, liegen entsprechende Daten einfach noch nicht vor.

Wachstumstabellen

Natürlich kann man durch exzessiven Sport und eine sehr kalorienarme Ernährung Brustkrebs vorbeugen, doch zum Preis welch anderer gesundheitlicher Risiken für Heranwachsende? Wenn Sie entschlossen sind, die Menarche Ihrer Tochter hinauszuzögern, ist es ausgesprochen wichtig, ihr Wachstum anhand von Wachstumstabellen sorgfältig zu verfolgen, damit sichergestellt ist, daß dieses nicht behindert wird. Doch um eine derartige Wirkung zu verspüren, müßte sie schon außerordentlich wenig essen und ein sehr anstrengendes Sportprogramm durchziehen – das heißt, fast das einer Hochleistungsathletin.

Am entgegengesetzten Ende des Spektrums vermelden Forscher des St.-Thomas-Hospitals in London, daß Fettleibigkeit während der Teenagerjahre (aber auch nur dann) vor Krebs schützen kann. Ein hohes Maß an Fettleibigkeit kann Teenager wegen einer abnormalen Steroidproduktion in den Eierstökken und eines nicht stattfindenden Eisprungs vor Brustkrebs schützen. Doch »Fettleibigkeit nach dem Teenageralter wird eher mit einem höheren Brustkrebsrisiko nach der Menopause in Verbindung gebracht«. Dies aufgrund des insulinähnlichen Wachstumsfaktors 1 (IGF-1), der mit einem höheren Insulinspiegel in Zusammenhang gebracht wird, welcher wiederum mit den Östrogenrezeptoren in den Epithelzellen der Brust interagiert und zu einer erhöhten Wucherungsaktivität führt.

Empfehlung

Befolgen Sie alle genannten Maßnahmen, außer dem Sojaverzehr, über den Sie ausführlich mit Ihrem Kinderarzt sprechen sollten.

Von der Pubertät bis zur ersten Entbindung

Das allergrößte Risiko für das Brustgewebe besteht dann, wenn es in seiner schnellsten Entwicklungsphase ist. DNA-Schädigungen scheinen sich am raschesten zwischen dem Einsetzen der Menarche und dem Zeitpunkt der ersten Entbindung zu häufen, sagt Graham Colditz aus Harvard. Daher »verdient ein besseres Verständnis des Potentials einer vitaminreichen Ernährung mit Antioxidantien unsere sofortige Aufmerksamkeit, da dies eine entscheidende Chance bieten könnte, das lebenslange Risiko zu senken«. Die Pubertät ist die Zeit der größten Verwundbarkeit gegenüber allen Teilschritten der Krebssequenz. Die Brustzellen teilen sich schnell und wachsen auch rasch. Das hochsensible Gewebe bietet einen erstklassigen Nährboden für das Auftreten genetischer Fehler. Zu viele Röntgenstrahlen, Pestizide, Zigarettenrauch, überschüssiges Östrogen und andere Chemikalien machen ein Maximum an »chemischem Schutz« erforderlich.

Neuere Forschungen an der Columbia-Universität, die im März 1999 veröffentlicht wurden, münden in folgenden Schluß: »Gepaart mit der starken biologischen Plausibilität dieses Zusammenhangs, unterstützen unsere Daten die Hypothese, daß bei Brustkrebs, wie bei anderen Tumoren, die immunohistochemische Entdeckung von Protein P53 mit dem Maß, mit dem jemand Krebserregern aus der Umwelt, z. B. Zigarettenrauch, ausgesetzt ist, in Verbindung gebracht werden kann.«

Die Entwicklung des Brustgewebes ist erst abgeschlossen, wenn eine Frau eine vollständig ausgetragene Schwangerschaft hinter sich gebracht hat.

Maßnahmen, welche die Östrogenwirkung und den Östrogenweg unterbrechen

Die Pubertät ist nach wie vor die Zeit, in der Lebensmittel, die schädlich sein könnten, unbedingt gemieden werden sollten. Dazu gehören mehrfach ungesättigte Fettsäuren, Trans-Fettsäuren, rotes Fleisch – alle Lebensmittel, die möglicherweise organische Chlorverbindungen in hoher Konzentration enthalten könnten.

Maßnahmen, welche die Milchgänge schützen

Essen Sie Obst und Gemüse: In diesem Lebensabschnitt ist eine obst- und gemüsereiche Ernährung der wesentlichste Schutzfaktor. Während dieser Phase, in der die Zellen schnell wachsen und sich rasch teilen, sind Antioxidantien besonders wichtig.

Essen Sie eiweißreiche Lebensmittel: Eiweiß trägt dazu bei, daß das Brustgewebe schneller reift, und schützt Sie, wenn Sie länger gefährlichen Schadstoffen ausgesetzt sind. Es wird empfohlen, zwanzig Prozent der Kalorienzufuhr aus Eiweiß zu schöpfen.

Rauchen Sie nicht: Neue, überzeugende Beweise zeigen endlich, daß durch Rauchen das Brustkrebsrisiko tatsächlich steigt. Ein Grund, warum es so lange dauerte, diese Beweise zu erbringen, liegt darin, daß sogar Mädchen, die Passivrauch ausgesetzt waren, ein erhöhtes Risiko hatten – und nur sehr wenige Mädchen übrigblieben, die Rauch überhaupt nicht ausgesetzt waren und als Vergleichsgruppe herangezogen werden konnten.

Meiden Sie chemische Östrogene: Das Beunruhigende ist, daß Mädchen, Teenager und junge Frauen nicht vor den Chemikalien geschützt sind, welche die Brustentwicklung beeinflussen können, und daß sich chemische Östrogene in ihrer Brust ablagern können, die ein Leben lang dort verbleiben.

Obwohl die Diskussion darüber noch lange nicht erschöpft ist, würde ich jedes Kind sorgsam vor potentiell krebserregenden Chemikalien wie Reinigungsprodukten und Pestiziden, die gegen Nagetiere, Insekten und Bienen verwendet werden, schützen. Achten Sie auf die an Schulen, Spielplätzen und anderen Örtlichkeiten angeschlagenen Warnungen, wenn Pestizide im Einsatz sind. Machen Sie einen Bogen um Lebensmittel, die große Mengen chemischer Östrogene enthalten könnten.

Erwägen Sie den Verzehr von Soja: Das Gute an Soja ist, daß sie die Milchgänge früher reifen läßt und sie immuner gegen die Wirkung schädlicher krebserregender Stoffe macht. Dies wurde in Tierversuchen sicher nachgewiesen. Zum Beispiel läßt Genistein bei vorpubertären Ratten die Milchgangzellen reifen, so daß die Möglichkeit, daß diese Zellen krebsartig werden, sich auf ein Minimum reduziert. Manche Forscher schließen daraus, daß frühe Genistein-Gaben wesentlich vor Brustkrebs im Erwachsenenalter schützen.

Doch, so Anna Wu von der Universität von Südkalifornien, muß noch festgestellt werden, ob der Verzehr von Soja in jungen Jahren irgendeine schädigende Wirkung haben könnte. Natürlich ißt über eine Milliarde asiatischer Frauen ihr Leben lang Soja, ohne daß Risiken bekanntgeworden wären. Doch Laborversuche zeigen, daß Soja in diesem Alter auch zu einer starken Vermehrung der Milchgangzellen führen kann. Bis sich erwiesen hat, ob das schädlich ist oder nicht, nehmen die meisten Wissenschaftler eine abwartende Haltung ein. Die Chancen stehen sehr gut, daß demnächst chemische Vorbeugungsmethoden vorliegen, bevor bei Ihrem Teenager das Risiko besteht, an Brustkrebs zu erkranken, so daß Soja dann nicht mehr unbedingt erforderlich ist.

Warnung: Genistein-Ergänzungsmittel sind strengstens zu meiden. Während natürliche Sojalebensmittel tatsächlich eine Schutzwirkung haben können, kann Genistein, alleine genommen, das Brustzellenwachstum beschleunigen.

Empfehlung

Generationenübergreifende Brustkrebsvorbeugung ist ein so neues Feld, daß die dafür geltenden Regeln noch gar nicht abgewogen werden konnten. Ich empfehle herzlich all jene Maßnahmen, die der Gesundheit dienlich sind und die Brustkrebsvorbeugung bei Ihren Töchtern so gut und so früh wie möglich unterstützen. Am gefährlichsten ist eine zu kalorienreiche Ernährung. Bezüglich des Verzehrs von Soja müssen Sie mit Ihrem Kinderarzt sprechen. Denken Sie daran: Wenn in der Familie eine Krebserkrankung vorliegt, heißt das nicht automatisch, daß Krebsgene etwas damit zu tun haben müssen. Kinder können derselben Umweltverschmutzung, derselben einseitigen Ernährung und demselben Mangel an körperlicher Bewegung ausgesetzt sein, die schon für ihre Mütter ein Krebsrisiko darstellten und diese auch dem Risiko von Fettleibigkeit, Diabetes und Herzerkrankungen aussetzten.

Gesunde Kost

Die Lebensmittel für eine brustkrebsvorbeugende Ernährung sind nur rohe Zutaten. Hunderte Millionen Frauen auf der Welt haben im Vergleich zu Amerikanerinnen ein nur ganz geringes Brustkrebsrisiko. Diese Frauen setzen brustkrebsvorbeugende Lebensmittel in eine sensationelle Kost um. Im Laufe über tausendjähriger Experimente mit Kräutern, Gewürzen und anderen Zutaten entwickelte sich daraus eine schöne Kunst. Wissenschaftler, die diese Kulturen und ihre Krankheitsrisiken untersuchen, wissen, daß sie ein fein abgestimmtes Experiment beobachten – weit besser als irgendeines, das sie je entwickeln könnten. Diese Kulturen haben eine stabile Bevölkerung, die jahrhundertelang die gleichen Lebensmittel gegessen hat. Das bedeutet, daß Forscher sicher sein können, daß diese Menschen auch tatsächlich die Lebensmittel essen, von denen sie behaupten, sie würden sie essen, und sie können auch sicher sein, daß die niedrigen Brustkrebsraten, die zu beobachten sind, tatsächlich auf die verzehrten Lebensmittel zurückgeführt werden können. Daraus kann man lernen, daß eine gesunde Kost die perfekte Lösung ist – Nahrungsmittel mit eindeutigem Herkunftsnachweis, eingebettet in gaumenfreundliche Gerichte. Ich habe mir Dutzende verschiedener Kulturen und Ernährungsstile angesehen. Was die Brustkrebsvorbeugung betrifft, so haben sich nur zwei Stile als wirksam erwiesen: der asiatische und der mediterrane Ernährungsstil.

Der asiatische Ernährungsstil

Die asiatische Ernährungsweise liefert die niedrigsten Brustkrebsraten der Welt. Oldways Preservation and Exchange Trust, eine nicht profitorientierte Organisation für Nahrung und Ernährungserziehung, sicherte sich internationale Anerkennung durch die Identifizierung von Kulturen mit gesunder Kost. Ihr neuestes Projekt ist der asiatische Ernährungsstil, basierend auf Beobachtungen von Ernährungsmustern in Süd- und Ostasien, von Indonesien bis Korea und entlang der Pazifikküste. Sehen wir uns an, wie fast jedes einzelne Prinzip einer Brustkrebsvorbeugungsdiät in die asiatische Ernährung integriert ist.

Die asiatische Ernährung ist die ultimative fettarme Ernährung. Nur vierzehn Prozent der von den Chinesen aufgenommenen Kalorien stammen von Fett; im Vergleich dazu sind es bei den Amerikanern etwa vierunddreißig bis dreiundvierzig Prozent. Chinesen essen durchschnittlich nur vierunddreißig Gramm Fett täglich. Doch ihre fettarme Ernährung wirkt tatsächlich. Die meisten Amerikaner nehmen bei einer fettarmen Diät stark an Gewicht zu. Bei der asiatischen Ernährung können Sie wirklich mehr essen und nehmen dabei ab. Dies aus dem Grund, weil ein direkter Zusammenhang zwischen Schlankheit und der Zusammensetzung der Ernährung besteht. Warum?

Eine fettarme Ernährung auf pflanzlicher Basis mit wenig tierischem Eiweiß und vielen Ballaststoffen verbrennt mehr Kalorien zu Körperhitze. Die schlanksten Völker der Welt (die gesund sind und nicht hungern), ausgehend von Körpergröße, Gewicht und Hautfaltenmessungen, sind laut dem Anthropologen Stephen Bailey von der Tufts-Universität die Koreaner und Japaner. Wie schaffen sie es, so schlank zu sein? Ballaststoffe sind eines der größten Geheimnisse der Asiaten: Sie sind voll und satt von Ballaststoffen, nicht von Kalorien. Im Gegensatz zu den kläglichen zehn Gramm der Amerikaner kommen Chinesen auf siebenundsiebzig Gramm Ballaststoffe täglich.

Die eigentliche chinesische Ernährung ist auch eine Ernährung mit niedriger Glukosebelastung. Ironischerweise wurde 1974 sowohl in den Industrie- als auch in den Entwicklungsländern in etwa die gleiche Menge an Kohlenhydraten gegessen, nämlich 1680 Kalorien täglich, doch von ihrer Art her unterschieden sich die Kohlenhydrate radikal. In den Entwicklungsländern kamen achtundneunzig Prozent der Kohlenhydrate von Getreide, Wurzeln und anderen Grundnahrungsmitteln. In der entwickelten Welt kamen nur zweiundsechzig Prozent von diesen gesunden Lebensmitteln, der Rest aus Früchten und Zucker. Diese Extrakalorien waren genug, um enorme Schäden anzurichten. Die Ernährung ist auch der Grund, warum bei asiatischen Völkern viele Menschen sehr alt werden. Auf Okinawa wurden über hundertfünfzehn Jahre lang Aufzeichnungen geführt, die belegen können, daß auf der Insel mehr Hundertjährige leben als in irgendeinem anderen Land. Gehen Sie durch die Dörfer. Sie werden beeindruckt sein, daß alle Menschen, ob acht oder achtundneunzig Jahre alt, schlank und straff sind. Sie werden sechs Generationen sehen, die alle zusammenleben und von denen auch die älteste noch den ganzen Tag arbeitet. Forscher, mit denen ich auf Okinawa sprach, führen dies auf die einzigartige Ernährung zurück, die reich an Fisch und »magischen« Früchten und Gemüsen ist und die einen unglaublichen Geschmacksreichtum mit sensationellen Nährwerten vereinigt. Das wunderbarste dieser Lebensmittel ist Soja, die in großen Mengen zum Frühstück, Mittag- und Abendessen verzehrt wird. Um es auf den Punkt zu bringen: die Grundzutaten der asiatischen Ernährung haben die niedrigsten Brustkrebsraten der Welt zur Folge.

Pflanzliche Lebensmittel sind das Herz der traditionellen asiatischen Küche. Verbreitete pflanzliche Nahrungsmittel sind Reis und andere Getreidearten, Nudeln, Flachbrote, Kartoffeln, Obst, Gemüse – einschließlich Gemüse aus dem

Meer –, Nüsse, Samen, Bohnen, verschiedene Sojalebensmittel, andere Hülsenfrüchte, Gemüse- und Nußöle, Kräuter und Gewürze und Getränke auf Pflanzenbasis, darunter Tee, Wein und Bier. In ausreichender Menge gegessen, liefert diese gesunde asiatische Ernährung alle bekannten erforderlichen Vitamine, Mineralien und Ballaststoffe, die der Gesundheit zuträglich sind. Der größte Fehler bei der asiatischen Ernährung ist weißer Reis, der einen hohen glykämischen Index hat, sagt Walter Willett, Vorsitzender des Fachbereichs für Ernährung an der Harvard School for Public Health.

Im Kapitel »Speisepläne« sind komplette Menüs im asiatischen Ernährungsstil zusammengestellt.

Der einzigartige mediterrane Ernährungsstil

Eine Studie der Rockefeller Foundation aus dem Jahre 1948 zeigte, daß Erwachsene, die an der Mittelmeerküste lebten, weltweit die niedrigsten Raten an chronischen Krankheiten hatten. Seit damals bewies Studie um Studie, daß Frauen in den Mittelmeerländern von Spanien bis Griechenland immer wieder niedrige Brustkrebsraten aufweisen. Den Inbegriff gesunder mediterraner Ernährung verkörpert die Insel Kreta.

Nancy Harmon Jenkins, in den USA bekannt als Verfasserin von Büchern übers Essen und Autorin des *Mediterranean Diet Cookbook,* hat die mediterrane Ernährung lange untersucht. »Die mediterrane Ernährung ist ganz offensichtlich gesund. Sie ist reich an frischem Gemüse und Ballaststoffen und enthält nur sehr wenige gesättigte Fettsäuren. Was außerdem sehr gut ist: Diese Lebensmittel sind uns vertraut. Wir müssen uns nicht groß umstellen, um diese traditionelle Kost genießen zu können«, sagt sie. Die echte mediterrane Ernährung ist auch glukosearm. Obwohl sie oft als Nudeldiät mißverstanden wurde, werden auf Kreta nicht viele Nudeln gegessen. Das ist mehr die amerikanische Interpretation! Doch die mediterrane Ernährung ist nicht fettarm. Wieviel Fett enthält sie? Laut Oldways Preservation and Exchange Trust besteht die mediterrane Ernährung zu etwa dreißig Prozent aus Fett. Annie Copps von Oldways meint: »Doch selbst vierzig Prozent sind noch gesund, wenn man aktiv ist und das Fett größtenteils aus pflanzlicher Quelle stammt.« Auf Kreta ist Fett hauptsächlich in Form von Olivenöl präsent. Je mehr Olivenöl, desto niedriger die Brustkrebsrate. Doch keinesfalls darf man den mediterranen Ernährungsstil übertreiben. In den sechziger Jahren, als die mediterrane Ernährung sehr kalorienarm war, durfte sie sich der geringsten Krebs- und Herzkrankheitshäufigkeit rühmen. Doch bei den Herzerkrankungen haben die Kreter ihre Spitzenposition inzwischen an die Japaner abgetreten. Was ist passiert? Bei den Kretern hat sich der Verzehr von tierischen Fetten, Kartoffeln und Eiern fast verdoppelt und der von Fleisch vervierfacht. Während die traditionelle kretische Ernährung nahezu völlig vegetarisch war, enthält sie nun immer mehr Fleisch. Was das bedeutet, ist einfach zu beschreiben. Die herkömmliche vegetarische Ernährung in Verbindung mit Olivenöl ist extrem gesund. Sie ist reich an komplexen Kohlenhydraten aus Getreide und Hülsenfrüchten und enthält viele Ballaststoffe aus Obst und Gemüse. Frische Pflanzen, Getreide und Olivenöl gewährleisten die Aufnahme großer Mengen an Betakarotin, Vitamin C, Tokopherolen und Mineralien. Die Ernährung besteht aus reichlich Olivenöl, Kopfsalat, Spinat, Mangold, Nudeln und vielen verschiedenen Gemüsesorten, Käse, Obst und Wein. Doch mit den Kalorien steigt das Risiko. 1960 waren die Kreter wirklich schlank und fit. Doch der große Sprung beim Fettverzehr und bei der Kalorienzufuhr hat ihren Leibesumfang geweitet.

Im nächsten Kapitel finden Sie Menüs aus dem Mittelmeerraum, zusammengestellt von Nancy Harmon Jenkins, der Autorin des *Mediterranean Diet Cookbook*.

Empfehlung

Den größten Erfolg bei einer Brustkrebsvorbeugungsdiät werden Sie erzielen, wenn Sie sich auf eine Ernährung umstellen, die Frauen Hunderte von Jahren erfolgreich geschützt hat. Hier haben Sie die Gewißheit, daß es sich um eine sichere Ernährung handelt und daß die Völker dieser Länder die niedrigsten Brustkrebsraten der Welt aufweisen. Ernähren Sie sich auf asiatische Art, wenn Sie und Ihr Arzt sich auf eine auf Soja basierende Östrogenrezeptorblocker-Strategie geeinigt haben und Sie eine sehr fettarme Diät einhalten möchten. Ansonsten sollten sie die mediterrane Ernährungsweise in Erwägung ziehen.

Speisepläne

Amerikaner sind damit aufgewachsen, Lebensmittel aus zwei unterschiedlichen Blickwinkeln zu betrachten: zunächst und in erster Linie als Entspannungsdrogen, die köstlich schmekken und schnell unsere Laune heben sollen – von Kartoffelchips und Pommes Frites bis zu Hamburgern und Nudeln. Alternativ sehen wir Lebensmittel als bittere Medikamente, die mit gerümpfter Nase gegessen werden in dem Bemühen, Krankheiten vorzubeugen und uns zu heilen. Die folgenden Speisen verkörpern auf einzigartige Weise die Prinzipien »zielgerichteten Essens«, die Ihnen erlauben, sowohl Ihre Laune zu heben als auch Ihr Hungergefühl unter Kontrolle zu bekommen, mit Lebensmitteln, die Ihnen guttun und durch die Sie sich prächtig fühlen werden.

Zielgerichtetes Essen bedeutet, solche Lebensmittel zu verzehren, die Ihnen die gute Laune und den Energiepegel verschaffen, die Sie nach jeder Mahlzeit haben möchten. Das hieße z. B., daß Sie morgens mehr aktivitätsanregende, nachmittags mehr beruhigende und abends mehr schlaffördernde Nahrungsmittel zu sich nehmen. Mit anderen Worten, Sie können vorher genau bestimmen, wie Sie sich fühlen möchten.

Zielgerichtetes Essen bedeutet, daß Sie vor einer Besprechung, einem Sporttraining, einem Mittagsschlaf oder einer konzentrierten geistigen Anstrengung die richtigen Lebensmittel konsumieren, damit Sie sich genauso fühlen und auftreten, wie Sie wünschen. Mit gezieltem Essen planen Sie Ihren Tag danach, wie Sie sich zu gegebener Zeit oder für eine bestimmte Aktivität fühlen möchten.

Zielgerichtetes Essen funktioniert aus folgendem Grund so gut: Das natürliche Verlangen des Gehirns nach Essen steht im Dienste spezifischer Bedürfnisse, Hormone und Neurotransmitter zu produzieren, verbrauchte Treibstofflager zu erneuern oder geschädigte Muskeln wiederaufzubauen. Wenn Sie, um diesen Erfordernissen zu begegnen, das Verlangen nach Nährstoffen verspüren, haben Sie bereits einen ernsthaften Mangel erlitten. Der Körper läßt Ihnen dringende Warnungen zukommen, die Sie zur Überkompensation zwingen, was bedeutet, daß Sie zuviel essen – und oft auch noch genau die falschen Lebensmittel.

In den nachstehenden Speiseplänen finden Sie für Frühstück, Mittag- und Abendessen viele interessante Beispiele, die Spaß machen. Die Menüs sind in drei Kategorien aufgeteilt: asiatische, mediterrane und neue amerikanische Küche. Die Mahlzeiten wurden von Nancy Jenkins, Rita Mitchell und Barbara Sutherland von der Universität von Kalifornien in Berkeley methodisch zusammengestellt und enthalten alle in den vorhergehenden Kapiteln erwähnten Bestandteile. Den Kurzbeschreibungen folgen komplette Speisepläne für Frühstück, Mittag- und Abendessen.

Asiatische Küche

Diese Speisen sind reich an Sojaeiweiß, Ballaststoffen und Gemüse aus der Familie der Kreuzblütler, jedoch glukose- und fettarm. Sie eignen sich ideal zur Brustkrebsvorbeugung. Sie enthalten Vollwertgetreide und ungefähr neun Portionen Obst und Gemüse pro Tag, darunter zwei Kreuzblütlergemüse. Sie sind fettarm und enthalten etwa fünfundzwanzig bis fünfunddreißig Gramm Ballaststoffe. Bei den asiatischen Menüs stammen etwa zwanzig Prozent der Kalorien von Eiweiß, fünfzehn bis zwanzig Prozent von Fett und sechzig bis fünfundsechzig Prozent von Kohlenhydraten. Die Mahlzeiten enthalten Sojaprodukte mit sehr viel Genistein, wodurch ein Gesamtgehalt an Sojaeiweiß von nahezu fünfunddreißig Gramm gegeben ist. Diese Menüs eignen sich speziell für Frauen vor der Menopause, die sich auf einer hohen Sojagrundlage ernähren möchten.

Wenn Sie und Ihr Arzt sich nicht für Soja begeistern, sollten Sie die Speisepläne aus der mediterranen oder der neuen amerikanischen Küche wählen.

Frühstück

Soja-Frappé: Sojamilch, fettfreie Milch, Banane, mit Kalzium angereicherter Orangensaft. Dazu Reis und Gemüse.

Tempeh mit Zuckererbsen, Pilzen, Karotten.

Pho: würzige Suppe aus Reisnudeln, kleingeschnittenem Tempeh, frischen Bohnensprossen, grünen Zwiebeln, Tomaten, Zwiebeln, Fischsauce, Koriander.

Kleine Pfannkuchen aus braunem Reis mit mit Curry angemachtem Tofu, serviert mit frischer Papaya und Mangochutney.

Misosuppe mit braunem Reis, Riesenseetang, Karotten, Pilzen, Tofuscheibchen, Schalotten.

Mittagessen

Herzhafte Tofu-Pilz-Suppe: Julienne-Streifen von festem Tofu, schwarzen Pilzen, Champignons, Shiitake-Pilzen, Bok Choy und Lauch in Gemüsebrühe, leicht gewürzt mit Miso, Austernsauce und Reiswein.
Zum Abschluß: Orangenscheiben in Orangenwasser.

Moo-Shoo-Gemüse: in Moo-Shoo-Wickel gerollte Füllung aus Bohnensprossen, schwarzen Pilzen, geraspelten Karotten, Zuckererbsen, Kohl und Zwiebeln, garniert mit Pflaumensauce und gehackten grünen Zwiebeln.
Zum Abschluß: Apfel- und Birnenscheiben.

Gemüse-Tofu Light, unter Rühren kurz angebraten: fester Tofu, Zuckererbsen, Shiitake-Pilze, Brokkoli, Wasserkastanien, gewürzt mit Knoblauch, Öl, Sherryessig und Tamari Sojasauce, serviert auf einem Bett aus braunem Reis.
Zum Abschluß: Kiwi- und Birnenscheiben.

Süß-saurer Tofu mit Spargel und Radieschensalat: Tofu und Zwiebeln in leichter süß-saurer Sauce, serviert auf einem Bett aus braunem Reis mit frischem Spargel, Blumenkohl und Radieschen, leicht gewürzt mit Sojasauce, Sesamöl und Reisessig.
Zum Abschluß: Mandarinen- und Orangenspalten.

Tofu und Gemüsenudeln: unter Rühren angebratener Brokkoli, Blumenkohl, Bok Choy, schwarze Pilze, Zwiebeln, Wasserkastanien, Tofu und frischer Ingwer, serviert auf Buchweizennudeln, garniert mit Bambussprossen und Korianderblättern.
Zum Abschluß: Banane und getrocknete Kronsbeeren.

Abendessen

Tofu-Curry: Tofu mit Tomaten, Karotten, Zwiebeln, Blumenkohl, grünen Bohnen, gewürzt mit Knoblauch, Ingwer, Kurkuma, Koriander und Kreuzkümmel. Serviert auf braunem Reis und mit fettfreiem, geschmacksneutralem Joghurt garniert.
Zum Abschluß: Lychees mit Mangoeis.

Laotische Fischsuppe: Süßwasserfisch, grüne Zwiebeln, Tomaten, Karotten, Brokkoli, Fischsauce, Zitronengras, Zitronensaft. Serviert mit einer Schale braunem Reis.
Zum Abschluß: in Orangenwasser gebackene Banane.

Tempeh süß-sauer: Tempeh mit Karotten, grünen Paprikaschoten, Bok Choy, Zwiebeln, Ananasstückchen und Ingwer in einer scharfen, süß-sauren Sauce. Serviert auf einem Bett aus braunem Reis.
Zum Abschluß: selbstgemachtes fettarmes Mangosorbet.

Gegrillter frischer Thunfisch mit Gemüse: frischer Thunfisch, gegrillt, serviert mit unter Rühren angebratenem Brokkoli, Blumenkohl, Zuckererbsen, Wasserkastanien, roten Paprikaschoten. Serviert mit braunem Reis.
Zum Abschluß: Papaya und Erdbeeren.

Unter Rühren angebratener Tofu in schwarzer Bohnensauce: unter Rühren angebratener fester Tofu, grüne Bohnen, Zwiebeln, Bok Choy, Brokkoli, Pilze, Karotten und rote Paprikaschoten. Serviert auf einem Bett aus Reisnudeln.
Zum Abschluß: Mungbohnenkuchen.

Mediterrane Küche

In diesen Menüs finden Sie die unverwechselbaren Aromen des Mittelmeers. Sie enthalten kein Sojaeiweiß und eignen sich für Frauen, die sich gegen die Östrogenblockermethode entschieden haben, die allergisch gegen Soja sind oder die einfach mediterrane Gerichte lieber mögen. Diese Ernährung ist fettreicher, wobei die Hauptfette Oliven- und Fischöl sind. Sie beinhalten ungefähr neun Portionen Obst und Gemüse täglich, darunter zwei Gemüse aus der Familie der Kreuzblütler. Sie enthalten gemäßigt Fett, etwa fünfundzwanzig bis fünfunddreißig Gramm Ballaststoffe und sind reich an Omega-9-Fettsäuren. Bei den mediterranen Menüs stammen etwa zwanzig Prozent der Kalorien von Eiweiß, fünfundzwanzig bis dreißig Prozent von Fett und fünfzig bis fünfundfünfzig Prozent von Kohlenhydraten.

Frühstück

Fettarmer Ziegenkäse mit Melone und Feigen. Getoastetes Vollwertweizenbrot. Orangensaft.

Fettarmes Artischocken-Omelette. Gegrillte Eiertomaten, mit frischem Basilikum garniert.

Focaccia mit schwarzen Oliven. Grapefruitsaft.

Aufgeschnittene frische Pfirsiche und gemischte Beeren mit einer Haube aus fettarmem Vanillejoghurt. Waffeln aus Maismehl und Vollwertweizen. Ananassaft.

Buchweizen-Dattel-Crêpes mit Orangenscheiben und fettarmem Vanillejoghurt. Erdbeer-Guave-Nektar.

Frappé: Fettarmer Vanillejoghurt, Pfirsiche, frische Orange. Dazu getoastetes Vollwertweizen-Nuß-Brot.

Mittagessen

Pitabrot-Sandwich: ein ganzes Pitabrot aus Vollwertweizen, gefüllt mit Hummus und roten Paprikaschoten, garniert mit gehackten schwarzen Oliven, Petersilie und fettfreiem geschmacksneutralem Joghurt.
Zum Abschluß: Apfelscheiben und Feigen.

Herzhafte Minestrone: Kartoffeln, Karotten, Sellerie, Zwiebeln, Kohl, Bohnen, Tomaten, Spinat, Gartenbohnen, Garbanzobohnen und Kidneybohnen in Gemüsebrühe, dünn bestreut mit frisch geriebenem Romano-Käse. Serviert mit Focaccia aus Vollwertweizen.
Zum Abschluß: Birnenscheiben.

Frühlingssalat mit Weizenschrot: Spargel, Pilze, italienische Tomaten, rote Zwiebeln, leicht angemacht mit Olivenöl und Balsamessig, serviert auf einem Bett von Weizenschrot, garniert mit Petersilie. Serviert mit Brotstangen aus Vollwertweizen.
Zum Abschluß: Kiwi- und Bananenscheiben.

Griechisches Sandwich: Siebenkornbrot mit Olivenöl beträufelt, gefüllt mit Birnen, Walnüssen, Romanasalat und zerbrökkeltem Feta. Serviert mit Brokkolisalat.
Zum Abschluß: Erdbeeren.

Salat-Medley: Auberginen, rote, gelbe und grüne Paprikaschoten, Zucchini, grüne Zwiebeln, Blumenkohl, leicht geschwenkt in einem Joghurt-Knoblauch-Dressing, garniert mit Rosinen. Serviert mit einer Semmel aus Vollwertweizen.
Zum Abschluß: Pflaumen

Abendessen

Gemüse- und Bohnenragout auf Couscous: Garbanzobohnen, Kartoffeln, Tomaten, Zwiebeln, rote Paprikaschoten und Grünkohl, gewürzt mit Koriander, Zimt, Zitrone und Safran. Serviert auf Couscous. Wiesenkräuter mit leichter Vinaigrette.
Zum Abschluß: Apfel- und Grapefruitstücke mit Johannisbeeren.

Grünkohl mit Bulgur-Gemüsefüllung: Kohlblätter, Bulgur, Pilze, gebratener Kürbis, Zwiebeln und Rosinen, gewürzt mit Muskatnuß, serviert mit fettarmem, geschmacksneutralem Joghurt. Gebackene Tomate. Vollwertweizensemmel.
Zum Abschluß: frische Erdbeeren mit Zitronensorbet.

Bouillabaisse: verschiedene Fischsorten, Zwiebeln, Tomaten, rote Paprikaschoten, Brokkoli, Bohnen, gewürzt mit Knoblauch, Basilikum, Safran. Serviert mit herzhaftem Vollwertweizenbrot. Romanasalat mit leichter Vinaigrette.
Zum Abschluß: gemischtes Beereneis.

Ratatouille: deftige Kasserolle mit Auberginen, Zwiebeln, grünen Paprikaschoten, Zucchini, Tomaten, Grünkohl, sautiert in Olivenöl, garniert mit einer Prise frisch geriebenem Romano-Käse. Serviert mit Vollwertweizenbaguette. Spinatsalat mit Orangendressing.
Zum Abschluß: Melonenscheiben mit Minze.

Linguine mit Linsen: Buchweizenlinguine mit Linsen, Auberginen, Karotten, Zwiebeln und Mangold, überstäubt mit frisch geriebenem Parmesan. Serviert mit frisch aufgeschnittenen Tomaten, leicht mit Olivenöl angemacht. Herzhaftes Vollwertweizenbrot.
Zum Abschluß: Pflaumen mit fettfreiem Joghurt.

Neue amerikanische Küche

Diese Menüs bestehen aus einer Mischung asiatischer und amerikanischer Lebensmittel, sind reich an Gemüse, Vollwertgetreide und Ballaststoffen und haben eine niedrige Glukosebelastung. Die neuen amerikanischen Menüs enthalten etwa neun Portionen Obst und Gemüse täglich, darunter zwei Gemüse aus der Familie der Kreuzblütler, und fünfundzwanzig bis fünfunddreißig Gramm Ballaststoffe. Bei den neuamerikanischen Menüs verteilen sich die Kalorien zu zwanzig Prozent auf Eiweiß, zu zwanzig Prozent auf Fett und zu sechzig Prozent auf Kohlenhydrate.

Frühstück

Hausgemachtes Müsli, fettarmer, geschmacksneutraler Joghurt. Orangenspalten. Grapefruitsaft.

Grober Haferschrot, mit Kleie bestreut, sonnengetrocknete Kronsbeeren und Walnüsse, serviert mit fettfreier Milch. Orangensaft.

Eier auf florentinische Art: pochierte Eier, serviert auf einem Bett aus zerfallenem Spinat, mit einer fettarmen Sauce, überstäubt mit frisch geriebenem Parmesan. Serviert mit herzhaft getoastetem Vollwertweizenbrot. Apfel-Kronsbeeren-Saft.

Dicke, körnige Buchweizenpfannkuchen mit viel frischen Beeren und Saft. Serviert mit einem Glas fettfreier Milch. Mango-Guaven-Nektar.

Kleie-Frühstücksflocken mit Sojamilch und Banane. Ananassaft.

Mittagessen

Gemüse-Kartoffel-Salat: Kartoffeln, Karotten, Spargel, gehobelter Rotkohl, Äpfel, rote Zwiebeln, Petersilie auf einem Bett aus Endiviensalat, leicht angemacht mit Olivenöl und Balsamessig. Serviert mit einer Vollwertweizen-Sesam-Semmel.
Zum Abschluß: Kiwis.

Burrito: Tortilla aus Vollwertweizen, gefüllt mit schwarzen Bohnen, braunem Reis, Brokkoliröschen, grünen Zwiebeln, ganz wenig fettarmem, weißem Cheddar, gewürzt mit frischer Tomaten-Mais-Salsa und Korianderblättern.
Zum Abschluß: Fruchtplatte mit Erdbeeren und Orangen.

Gurken-Walnuß-Suppe: Gurke, grüne Zwiebeln, Grünkohl, fettfreier, geschmacksneutraler Joghurt, Walnüsse, gewürzt mit Dill und Knoblauch. Serviert mit einer Vollwertweizen-Kleie-Semmel.
Zum Abschluß: Zitronen-Himbeer-Sorbet.

Offenes Sandwich: Linsen-Nuß-Kloß, darauf sonnengetrocknete Tomaten, darüber gestreut gehackte grüne Zwiebeln, warm serviert auf einem Vollwertweizenbaguette mit Salat aus frischem Spinat und Rotkohl, leicht angemacht mit einem scharfen Tofu-Dressing.
Zum Abschluß: getrocknete Feigenstücke und fettfreier Vanillejoghurt.

Frühlingssalat: Artischockenherzen, rote Paprikaschoten, Blumenkohl, Pilze, grüne Erbsen auf einem Bett aus braunem Reis, garniert mit einer Spur gerösteter Sesamkerne, angemacht mit Olivenöl und Balsamessig. Serviert mit Vollwertweizen-Kräckern.
Zum Abschluß: Mandarinen- und Orangenspalten.

Abendessen

Eintopf aus schwarzen Pilzen mit Polenta: Ragout aus schwarzen Bohnen und Pilzen mit Parmesan-Polenta. Serviert mit einem Salat aus Rucola, Kopfsalatblättern, Radicchio, gehobeltem Rotkohl, angemacht mit etwas Olivenöl und Zitronensaft.
Zum Abschluß: Pfirsichspalten und Himbeeren, serviert mit Zitronensorbet.
Gegrillter Schwertfisch: mit Olivenöl beträufelter, gegrillter Schwertfisch, garniert mit geröstetem Mais und roter Paprika-Salsa. Serviert mit Quinoa, Grünkohl, Karotten und einer Vollwertweizen-Semmel.
Zum Abschluß: Ingwerjoghurt.

Chili aus dreierlei Bohnen: würziges Chili aus drei verschiedenen Bohnensorten (Hülsenfrüchte), Zwiebeln, Sellerie, Grünkohl und rotem Chili. Serviert mit Vollwertweizen-Tortillas. Gemischter grüner Salat mit Tomaten und leichter Vinaigrette.
Zum Abschluß: Honigmelone und Heidelbeeren.

Suppe mit schwarzen Bohnen und Reis: eine herzhafte Suppe aus schwarzen Bohnen, braunem Reis und Gemüse, serviert mit Vollwertweizenbrot und einem Salat aus Spinat und Orangen, in Olivenöl und Balsamessig geschwenkt.
Zum Abschluß: frische Feigen, Walnüsse und Honig, garniert mit aufgeschlagenem Vanille-Frischkäse.

Gefüllte rote Paprikaschoten: große rote Paprikaschoten, gefüllt mit braunem Reis, Wildreis, Brokkoliröschen, grünen Zwiebeln und Rosinen mit einer Haube aus fettarmem Cheddar, serviert mit Spargelbeilage. Körnige Vollwertweizensemmel.
Zum Abschluß: pochierter Apfel mit Mandeln und Walnüssen mit einer Haube aus fettarmem Vanillejoghurt.

Alternativ können Sie sich Ihre Mahlzeiten aus den Lebensmitteln und anhand der Tabellen in den vorangegangenen Kapiteln selbst zusammenstellen. Das haben wir bei uns zu Hause gemacht: Wir haben einfach die Lebensmittel aus der Brustkrebsvorbeugungsdiät in unseren Speiseplan eingebaut. Ich schlage vor, Sie suchen sich zehn neue Gerichte als Ersatz für Ihre momentanen Lieblingsspeisen. Wenn Sie das einmal geschafft haben, ist es leicht, sich nach der Brustkrebsvorbeugungsdiät zu ernähren, und Sie werden Freude daran haben und brauchen nicht mit immer neuen Einkaufslisten zu kämpfen. Sie sollten lieber bei nur einer Kost bleiben, als alles zu mischen und zu kombinieren, da die Nährwerte jeweils für einen ganzen Tag mit Lebensmitteln von ein- und derselben Kost berechnet sind.

Ergänzungsmittel

Dem nachstehenden Ergänzungsmittelplan ist zu entnehmen, wie Fischöl, Soja und Indol-3-Carbinol über Frühstück, Mittag- und Abendessen dosiert werden sollten, damit Sie bis zum Abend auf zehn Gramm Fischöl, sechzig Gramm Sojaeiweiß und fünfhundert Milligramm Indol-3-Carbinol kommen. Nach Rücksprache mit Ihrem Arzt können Sie nur ein paar oder auch alle Ergänzungsmittel einnehmen.

Frühstück

Fischöl: drei Ein-Gramm-Kapseln
Sojashake: zwanzig Gramm
oder
Leinsamen: neun Gramm

Mittagessen

Indol-3-Carbinol: fünfhundert Milligramm
Fischöl: drei Ein-Gramm-Kapseln
Sojashake: zwanzig Gramm
oder
Leinsamen: neun Gramm

Abendessen

Fischöl: vier Ein-Gramm-Kapseln
Sojashake: zwanzig Gramm
oder
Leinsamen: neun Gramm

Schlußbemerkung

Wir treten in ein neues Zeitalter ein, in dem man Brustkrebs vorbeugen kann und wird. In den nächsten fünf Jahren werden wir die spektakulären Resultate vorbeugender Medikamente wie Raloxifen und Aromatasehemmern bei stark risikogefährdeten Frauen sehen. Diese beweisen, daß es wirklich funktioniert, die Östrogenwirkung auszuschalten. Doch viele Frauen würden Brustkrebs lieber mit einer entsprechenden Ernährung als mit Medikamenten vorbeugen. Andere werden zusätzlich zu einer Ernährungsumstellung von den Vorteilen von Medikamenten profitieren wollen.

Wie zu Anfang dieses Buchs dargelegt, geht es hier um eine außergewöhnliche Wette; die Wette nämlich, daß die richtige Ernährung das Risiko, an Brustkrebs zu erkranken, eindrucksvoll zum Positiven ändern kann. Es findet gerade ein intensiver internationaler Wettlauf statt, der ein- für allemal beweisen soll, was jeder einzelne Bestandteil der Brustkrebsvorbeugungsdiät bewirken kann. Dabei handelt es sich um keine leichtfertige Übung. Von der US-Regierung, von Stiftungen und Institutionen werden Millionen Dollar für eine Brustkrebsvorbeugungsdiät ausgegeben. Sie können noch ein Jahrzehnt oder länger warten, bis endgültige Ergebnisse vorliegen. Oder Sie können jetzt gleich handeln und sich dabei auf wohlbegründete Vermutungen der besten Forschungseinrichtungen der Welt stützen. Es ist eine Wette, auf die Tausende von Brustkrebsüberlebenden sich gerade einlassen und die Millionen anderer Frauen auf der ganzen Welt bereits abgeschlossen haben – daß man mit der richtigen Ernährung Krebs vorbeugen kann.

»Ich glaube wirklich an diese Diät«, meint Deborah McCurdy. »Ich glaube daran, daß sie mich krebsfrei und gesund halten und meiner Familie dabei helfen wird, nicht krank zu werden. Ich möchte nicht, daß sie das durchmachen müssen, was ich durchmachen mußte. Ich glaube so stark an diese Diät, an diese Art zu essen, daß ich, als ich nach einer Knochenmarktransplantation Lungenentzündung bekam und im Krankenhaus war, darauf bestand, meinen Speiseplan einzuhalten, und das Krankenhaus machte mit – es ließ zu, daß meine Familie mir frisches Obst und Gemüse und meine Soja-Drinks brachte, und das Krankenhaus bereitete Mahlzeiten zu, die in meinen Ernährungsplan paßten. Ich war so motiviert, daß ich, sogar als ich Lungenentzündung hatte, weiterhin richtig essen wollte. Ich wollte einfach nicht mogeln, denn was ich aß, schmeckte mir. Und ich habe nicht gemogelt, weil ich wirklich daran glaube.«

Bei uns zu Hause schließen wir diese Wette ab und hoffen, Sie tun das auch.

Anhang

Genisteinwerte

Die folgende Tabelle gibt an, wieviel Genistein in jeweils hundert Gramm der angeführten Sojaprodukte enthalten ist.

Lebensmittel	*Genistein in mg/100 g*
Sojaflocken, entfettet	195
Sojaflocken	156
Sojaflocken, vollfett	132
Sojaflocken, entfettet, getoastet	105
Sojabohnenschrot, ganz	100
Sojamehl	94
Sojabohnen	94
Sojakonzentrat, dehydriert	91
Sojabohnen, gebraten	87
Sojamehl, entfettet	75
Sojagranulat	75
Sojabohnen, grün	73
Sojaprotein, texturiert	71
Sojabohnen, getrocknet	70
Sojamehl, entfettet, getrocknet	60
Sojamilchpulver	57

Lebensmittel	*Genistein in mg/100 g*
Sojakristalle	56
Miso	52
Tofu, trocken, gewürzt	42
Tempeh	40
Misopaste	38
Miso (Gerste)	34
Sojasprossen, Amsoy (5 Tage)	33
Tofu, Kikkoman, fest	31
Sojabohnenpaste	30
Sojabohnenchips	28
Sojakristalle, sauer	27
Miso (Reis)	26
Misopaste (Reis oder Gerste)	26
Sojabohnensprossen	23
Sojabohnensprossen, handelsüblich	23
Sojabohnenquark, fermentiert	22
Tofu, Azumaya, weich	22
Sojakonzentrat, alkoholextrahiert	21
Sojafasern	21
Tofu, Vitasoy-silken	21
Sojabohnen, trocken, ganz	20
Tempeh-Burger	20
Sojabohnenpaste/Weizen	19
Tofu, Nasoya, weich	19
Tofu, Tree of Life	19

Lebensmittel	*Genistein in mg/100 g*
Tofu, Mori-Ny	18
Honzukuri miso (Reis und Sojabohnen)	18
Tofu	17
Sojabohnenpaste/Reis	15
Sojabohnensprossen, selbst angesetzt (7 Tage)	11
Sojamilch	10
Tofu-Joghurt	9
Tofu, Weber	9
Soja-Hot-Dog	8
Sojaspeck	7
Tofu, weich	5
Tofu, hart	5
Sojamilch, Banyan	4
Soja-Cheddar	4
Tofu, fermentiert	4
Eisbohne	4
Soja-Mozzarella	4
Sojamilch, Plum Flower	3
Sojamilch	3
Sojamilchgetränk, Isomil	2
Soja-Drink, First Alternative	2
Sojamilchgetränk, ProSobee	2
Sojabohnenpaste, scharf	2
Sojakäse	2
Tofutti	2

Lebensmittel	*Genistein in mg/100 g*
Sojakonzentrat	1
Sojasauce	1
Sojaparmesan	1
Spezialgetränk auf Sojabasis, Enrich	1
Spezialgetränk auf Sojabasis, Jevity	1
Spezialgetränk auf Sojabasis	0
Sojabohnenpaste, mild	0
Spezialität auf Sojabasis, Glucerna	0

übernommen aus Nutrition and Cancer *26 (1996): 123–148.*

Fragen und Antworten zur Verwendung von Tamoxifen

1. *Was ist Tamoxifen?*

Tamoxifen ist ein Medikament in Tablettenform, das in den Östrogenzyklus eingreift. Tamoxifen wird seit mehr als zwanzig Jahren zur Behandlung von Patientinnen mit Brustkrebs im fortgeschrittenen Stadium verwendet. Es wird auch als Unterstützungs- oder Zusatztherapie nach einer Operation oder Bestrahlung bei Brustkrebs im Frühstadium eingesetzt. Erst kürzlich fand man heraus, daß Tamoxifen bei stark risikogefährdeten Frauen die Brustkrebsrate senkt. Tamoxifen wird weiterhin als Vorbeugungsmittel gegen Brustkrebs getestet, ebenso als Behandlungsmittel verschiedener anderer Krebsarten.

2. *Wie wirkt Tamoxifen bei Brustkrebs?*

Das Östrogen fördert das Wachstum von Brustkrebszellen. Tamoxifen arbeitet den Auswirkungen des Östrogens auf diese Zellen entgegen. Es wird häufig als »Anti-Östrogen« bezeichnet. Als Brustkrebsbehandlungsmittel stoppt oder verlangsamt das Medikament das Wachstum von Krebszellen im Körper. Als unterstützende Therapie hilft Tamoxifen, wie sich gezeigt hat, dabei, einem Neubefall der ursprünglich betroffenen Brust und auch der Entwicklung neuer Krebsherde in der anderen Brust vorzubeugen.

3. *Hat Tamoxifen noch weitere Vorteile?*

Während Tamoxifen im Brustgewebe dem Östrogeneinfluß entgegenwirkt, verhält es sich in anderen Bereichen des Körpers wie ein Östrogen. Das heißt, daß Frauen, die Tamoxifen nehmen, viele der positiven Wirkungen zugute kommen können, die eine Östrogenersatzbehandlung in der Menopause hat, z. B. eine Senkung des Cholesterinspiegels und den Rückgang von Knochenschwund (Osteoporose).

4. *Kann Tamoxifen Brustkrebs vorbeugen?*

Die Forschung hat gezeigt, daß beim Einsatz von Tamoxifen als unterstützende Therapie bei Brustkrebs im Frühstadium nicht nur einem Neubefall der ursprünglich erkrankten Brust vorgebeugt wird, sondern auch der Entwicklung neuer Brustkrebsherde in der anderen Brust. Aufgrund dieser Befunde finanzierte das Nationale Krebsinstitut (NCI) der USA eine großangelegte Forschungsstudie, den Brustkrebsvorbeugungsversuch (BCPT), der vom Nationalen Chirurgischen Unterstützenden Brust- und Darmprojekt (NSABP) durchgeführt wurde und bei dem festgestellt werden sollte, inwieweit Tamoxifen bei Frauen mit erhöhtem Risiko für die Brustkrebsvorbeugung von Nutzen ist. Die Ergebnisse zeigten einen neunundvierzigprozentigen Rückgang der Diagnosen von invasivem Brustkrebs bei Frauen, die Tamoxifen nahmen. Bei diesen Frauen wurde auch fünfzig Prozent weniger nicht invasiver Brustkrebs diagnostiziert, wie z.B. duktale und lobulare Karzinome im Körper. Es sind jedoch einige Risiken mit Tamoxifen verbunden, manche davon sogar lebensbedrohend. Die Entscheidung, Tamoxifen zu nehmen, muß in jedem Einzelfall individuell getroffen werden, wobei die Frau gemeinsam mit ihrem Arzt sorgfältig die Vorteile und Risiken einer Behandlung abwägen sollte.

Frauen mit erhöhtem Brustkrebsrisiko können die Einnahme von Tamoxifen in Erwägung ziehen, um damit die Wahrscheinlichkeit, Brustkrebs zu bekommen, zu reduzieren. Sie können sich auch überlegen, an der in Kürze in den USA beginnenden Tamoxifen- und Raloxifen-Studie teilzunehmen, in der Tamoxifen mit dem Osteoporose vorbeugenden Medikament Raloxifen verglichen werden soll, das ähnliche brustkrebsrisikosenkende Eigenschaften, jedoch weniger nachteilige Wirkungen hat.

Derzeit gibt es keinen Beweis dafür, daß Tamoxifen sich auf Frauen, bei denen kein erhöhtes Brustkrebsrisiko besteht, positiv auswirkt.

5. *Was ist die Tamoxifen-Raloxifen-Studie (STAR), und wie kann eine Frau mehr darüber erfahren?*

Das NSABP, das zum Kooperativen Gruppenprogramm für klinische Versuche des NCI gehört, plant gerade eine neue Brustkrebsstudie. Die Rekrutierung von Teilnehmerinnen für den neuen Versuch, der unter der Bezeichnung STAR bekannt ist, hat 1999 begonnen. Er wird sich auf ca. 22000 Frauen nach der Menopause erstrecken, die mindestens fünfunddreißig Jahre alt sind und ein erhöhtes Risiko für die Entwicklung von Brustkrebs haben. Die Studie soll zeigen, ob Raloxifen, ein Tamoxifen ähnliches Medikament, ebenfalls bewirken kann, daß die Wahrscheinlichkeit, Brustkrebs zu entwickeln, bei Frauen, die nicht daran erkrankt waren, zurückgeht, und ob das Medikament mehr Vorteile als Tamoxifen bietet, wie z.B. weniger Nebenwirkungen.

Es gibt die Möglichkeit, sich in den Verteiler für nähere Informationen mit diesem Versuch aufnehmen zu lassen. Im Internet finden Sie auf der NSABP-Homepage (http://www.nsabp.pitt.edu) ein entsprechendes Formular.

6. *Verursacht Tamoxifen Blutgerinnsel?*

Daten aus großangelegten Behandlungsstudien legen nahe, daß es bei Frauen, die Tamoxifen nehmen, zu einem leichten Anstieg der Fälle von Blutgerinnseln kommt, besonders bei Frauen, die zusammen mit Tamoxifen Antikrebs-Medikamente erhalten (Chemotherapie). Insgesamt ist die Anzahl der Frauen, bei denen diese Nebenwirkung zum Tragen kam, jedoch klein. Auch im BCPT (Brustkrebsvorbeugungsversuch in den USA) war bei Frauen, die Tamoxifen nahmen, die Wahrscheinlichkeit von Blutgerinnseln höher. Das Risiko, durch Tamoxifen ein Blutgerinnsel zu bekommen, ist ungefähr gleich dem Risiko bei Frauen, die sich einer Östrogenersatzbehandlung unterziehen.

7. *Verursacht Tamoxifen Gebärmutterkrebs?*

Im BCPT (Brustkrebsvorbeugungsversuch) stellte sich heraus, daß bei Frauen, die Tamoxifen nahmen, die Wahrscheinlichkeit, an Gebärmutterkrebs zu erkranken, mehr als doppelt so hoch lag wie bei Frauen, die Placebos (Zuckertabletten) erhielten. Das Gebärmutterkrebsrisiko bei Frauen, die Tamoxifen nahmen, lag im selben Bereich (oder darunter) wie das Risiko von Frauen nach der Menopause, die sich einer Östrogenersatzbehandlung mit einem einzigen Wirkstoff unterziehen. Es laufen gerade ergänzende Studien, die klarer bestimmen sollen, welche Rolle bei Frauen, die Tamoxifen erhalten, andere Risikofaktoren für Gebärmutterkrebs spielen, z.B. eine frühere Hormoneinnahme.

Wie viele Krebsarten ist Gebärmutterkrebs potentiell lebensbedrohend. Die meisten der Gebärmutterkrebserkrankungen, die während der Studien auftraten, wurden im Frühstadium erkannt und gewöhnlich wirksam behandelt. Doch Brustkrebspatientinnen, die während der Tamoxifen-Einnahme Gebärmutterkrebs bekamen, starben an der Krankheit. Abnorme Scheidenblutungen und Schmerzen im Unterbauch (Becken) sind zwei Symptome der Krankheit. Frauen, die Tamoxifen einnehmen, sollten zum Arzt gehen, falls sie diese Symptome bei sich feststellen.

8. *Verursacht Tamoxifen Augenprobleme?*

Mit zunehmendem Alter erhöht sich bei Frauen die Wahrscheinlichkeit, Katarakte (grauen Star) zu entwickeln, eine Trübung der Augenlinse. Bei Frauen, die Tamoxifen nehmen, scheint ein erhöhtes Risiko für grauen Star zu bestehen. Von ein paar Patientinnen wurden andere Augenprobleme wie Hornhautvernarbungen oder Veränderungen an der Netzhaut gemeldet.

9. *Verursacht Tamoxifen andere Krebsarten?*

Es gab ein paar Meldungen über Leberkrebs und andere Leberschäden, die bei Frauen auftraten, die Tamoxifen nahmen. Obwohl Tamoxifen bei bestimmten Rattenarten Leberkrebs verursachen kann, ist nicht bekannt, daß es beim Menschen zu Leberkrebs führt. Beim BCPT (Brustkrebsvorbeugungsversuch) führte Tamoxifen nicht zu Leberkrebs. Es ist erwiesen, daß Tamoxifen manchmal andere Leberschäden bei Frauen verursachen kann, die in seltenen Fällen ernst oder lebensbedrohend sein können. Ärzte sollten von Zeit zu Zeit Bluttests anordnen, um die Leberfunktionen zu überprüfen.

Obwohl eine Studie eine mögliche Zunahme der Krebserkrankungen im Verdauungstrakt bei Frauen, die Tamoxifen gegen Brustkrebs einnahmen, nahelegte, zeigte sich bei anderen Studien, darunter beim BCPT, kein Zusammenhang zwischen Tamoxifen und diesen Krebsarten.

Studien wie der BCPT zeigen keinen Anstieg von Krebserkrankungen, außer bei Gebärmutterkrebs. Dieses potentielle Risiko wird gerade untersucht.

10. *Sollten Frauen, die Tamoxifen nehmen, eine Schwangerschaft vermeiden?*

Ja. Tamoxifen kann bei Frauen vor der Menopause die Fruchtbarkeit erhöhen, doch Ärzte raten Frauen, die Tamoxifen einnehmen, eine Schwangerschaft zu vermeiden, da Tierversuche nahelegten, daß die

Einnahme von Tamoxifen während der Schwangerschaft dem Fötus schaden kann. Frauen, die Fragen zur Fruchtbarkeit, Geburtenkontrolle oder Schwangerschaft haben, sollten darüber mit ihrem Arzt sprechen.

11. *Welche Nebenwirkungen treten gewöhnlich bei der Einnahme von Tamoxifen auf?*

Im allgemeinen ähneln die Nebenwirkungen von Tamoxifen einigen der Wechseljahressymptome. Die häufigsten Nebenwirkungen sind Hitzewallungen und Ausfluß. Manche Frauen leiden unter unregelmäßigen Menstruationsperioden, Schwindelgefühl, Kopfschmerzen, Müdigkeit, Appetitlosigkeit, Übelkeit und/oder Erbrechen, Scheidentrockenheit oder -blutungen und Hautreizungen um die Vagina. Wie auch in der Menopause, treten diese Symptome nicht bei allen Frauen auf, die Tamoxifen nehmen.

12. *Kommt eine Frau durch Tamoxifen in die Wechseljahre?*

Tamoxifen führt nicht dazu, daß eine Frau in die Wechseljahre kommt, obwohl es Symptome verursachen kann, die denen während der Menopause ähnlich sind. Bei den meisten Frauen vor der Menopause, die Tamoxifen nehmen, verhalten sich die Eileiter weiterhin normal und produzieren weibliche Hormone (Östrogene) in gleichen oder nur unwesentlich geringeren Mengen.

13. *Überwiegen die Vorteile von Tamoxifen bei der Brustkrebsbehandlung die Risiken?*

Die Vorteile von Tamoxifen als Brustkrebsbehandlungsmittel sind nachgewiesen und überwiegen bei weitem die potentiellen Risiken. Frauen, die sich über die Risiken und Vorteile von Medikamenten, die sie einnehmen, Gedanken machen, sollten ihr Anliegen mit ihrem Arzt besprechen.

14. *Wie lange sollte eine Frau Tamoxifen zur Brustkrebsbehandlung nehmen?*

Frauen mit Brustkrebs im fortgeschrittenen Stadium können Tamoxifen unterschiedlich lange nehmen; das hängt von ihrer Reaktion auf die vorangegangene Behandlung und von anderen Faktoren ab. Als unterstützende Therapie bei Brustkrebs im Frühstadium wird Tamoxifen im allgemeinen für fünf Jahre verschrieben. Eine ideale Tamoxifen-Behandlungsdauer ist jedoch nicht bekannt.

Zwei Studien haben den Nutzen einer täglichen Tamoxifen-Einnahme über fünf Jahre bestätigt. Bei diesen Studien wurden fünf- und zehnjährige Tamoxifen-Behandlungen miteinander verglichen. Fünf Jahre lang genommen, beugte das Medikament einem Neubefall der ursprünglich erkrankten Brust vor, ebenso der Entwicklung eines zweiten Primärkrebses in der anderen Brust. Wenn man Tamoxifen länger als fünf Jahre nimmt, zeigt sich keine stärkere Wirkung als bei einer fünfjährigen Therapie.

Literaturhinweise

Für dieses Buch wurden fast dreitausend wissenschaftliche Studien durchgesehen. Da aus Platzgründen nicht alle hier erwähnt werden können, habe ich einige der nützlichsten und interessantesten angeführt.

Aufsätze

Einleitung

Bernstein, L., »Prospects for primary prevention of breast cancer.« *American Journal of Epidemiology* 135, Nr. 2 (1992)

Chen, J., »Antioxidant status and cancer mortality in China.« *International Journal of Epidemiology* (1992)

Ellrod, Gray et al., »Evidence-based disease management.« *Journal of the American Medical Association* 278, Nr. 20 (1997): 1687–1692

Giovannucci, Edward, »A comparison of prospective and retrospective assessments of diet in the study of breast cancer.« *American Journal of Epidemiology* 137, Nr. 5 (1993)

Lee, H. P. et al., »Dietary effects on breast cancer risk in Singapore.« *Lancet* 337, Nr. 8751 (1991): 1197–1200

Rose, David, »The mechanistic rationale in support of dietary cancer prevention.« *Preventive Medicine* 25 (1996): 34–37

Wang, D. Y., »Serum hormone levels in British and rural Chinese females.« *Breast Cancer Research and Treatment* 188 (1991): S41–S45

Wie Brustkrebs entsteht

Aldercreutz, Herman et al., »Diet and plasma androgens in postmenopausal vegetarian and omnivorous women and postmenopausal women with breast cancer.« *American Journal of Clinical Nutrition* 49 (1989): 442–443

»E2 regulates sst2 expression in breast cell lines through the ER.« *Cancer Research* 56 (1996): 3655–3658

Hartmann, Arndt, »Molecular epidemiology of P53 gene mutations in human breast cancer.« *Trends in Genetics* 13 (1997): 27–33

Hartmann, Arndt, »Novel pattern of P53 mutation in breast cancer from Austrian women.« *Journal of Clinical Investigation* 95 (1995): 686–689

Hulka, Barbara S. und Azadeh T. Stark, »Breast cancer: cause and prevention.« *Lancet* 346, Nr. 8979 (1995): 883

Plana-Silva, Mariacarmen D. und Robert A. Weinberg, »Estrogen-dependent cyclin E-cdk2 activation through P21 redistribution.« *Molecular and Cellular Biology* 17, Nr. 7 (1997): 4059–4069

Rose, David. P., »Diet, hormones and cancer.« *Annual Review of Public Health* 14 (1993): 1–18

Saitoh, S. et al., »P53 gene mutations in breast cancers in midwestern US women.« *Oncogene* 9 (1994): 2869–2875

Shattuck-Eidens, Donna, »BRCA1 sequence analysis in women at high risk for susceptibility mutations.« *Journal of the American Medical Association* 278, Nr. 15 (1997): 1242

Talamini, R., »Special medical conditions and risk of breast cancer.« *British Journal of Cancer* 75, Nr. 11 (1997): 1699–1703

Wie man mit Nahrungsmitteln Brustkrebs vorbeugen kann

Arpels, John C., »The female brain hypoestrogenic continuum from the premenstrual syndrome to menopause.« *Journal of Reproductive Medicine* 41, Nr. 9 (1996)

Bernstein, Leslie, »Endogenous hormones and breast cancer risk.« *Epidemiologic Reviews* 15, Nr. 1 (1993)

Bernstein, Leslie, »Estrogen and sex hormone binding globulin levels in nulliparous and parous women.« *Journal of the National Cancer Institute* 74, Nr. 4 (1985): 741–745

Bernstein, Leslie, »Treatment with human chorionic gonadotropin and risk of breast cancer.« *Cancer Epidemiology, Biomarkers and Prevention* 4 (1995): 437–440

»Breast cancer and hormone replacement therapy: collaborative reanalysis of data from 51 epidemiological studies of 52,705 women with breast cancer and 108,411 women without breast cancer.« *Collaborative Group on Hormonal Factors in Breast Cancer* 350, Nr. 9084 (1997)

Catalano, M. G. et al., »Sex steroid binding protein receptor is related to a reduced proliferation rate in human breast cancer.« *Breast Cancer Research and Treatment* 42, Nr. 3 (1999): 227–234

El-Tanani, M. K. K. und C. D. Green, Interaction between estradiol and growth factors in the regulation of specific gene expression in MCF-7 human breast cancer cells.« *Journal of Steroid Biochemistry and Molecular Biology* 60, nos. 5–6 (1996): 269–276

Gorbach, Sherwood L., »Diet and the excretion and enterohepatic cycling of estrogens.« *Preventive Medicine* 16 (1987): 525–531

Nananda, F., »Patient specific decisions about hormone replacement therapy in post-menopausal women.« *Journal of the American Medicine Association* 277, Nr. 14 (1997)

Prentice, Ross, »Dietary fat reduction and plasma estradiol concentration in healthy post-menopausal women.« *Journal of the National Cancer Institute* 82, Nr. 2 (1990)

»A prospective study of endogenous estrogens and breast cancer in postmenopausal women.« *Journal of the National Cancer Institute* 87, Nr. 3 (1995): 190–197

Sherwin, Barbara B., »Estrogen effects on cognition in menopausal women.« *Neurology* 48, suppl. 7 (1997)

Shimizu, H., »Serum estrogen levels in postmenopausal women: comparison of American whites and Japanese in Japan.« *British Journal of Cancer* 61 (1990): 421–433

Sonnenschein, C., »Development of a marker of estrogenic exposure in human serum.« *Clinical Chemistry* 41 (December 1996): 1888–1895

Trichopoulos, D., »The effect of westernization on urine estrogens, frequency of ovulation and breast cancer risk.« *Cancer* 53, Nr. 1 (1984): 187–192

Woods, Margo N., »Hormonal levels during dietary changes in premenopausal African American women.« *Journal of the National Cancer Institute* 88, Nr. 19 (1996): 1369–1374

Zava, D. T., »Estrogenic activity of natural and synthetic estrogens in human breast cancer cells in culture.« *Environmental Health Perspectives* 105 (April 1997): 637–645

Schritt 1: Blockieren Sie den Östrogenrezeptor

Aldercreutz, C. H., »Soybean phytoestrogen intake and cancer risk.« *Journal of Nutrition* 125, Nr. 3 (1995): 757S–770S

Anderson, James W., »Meta-analysis of the effects of soy protein intake on serum lipids.« *New England Journal of Medicine* 333, Nr. 5 (1995): 276–282

Barnes, S., »Rationale for the use of genistein containing soy matrices in chemoprevention trials for breast and prostate cancer.« *Journal of Cellular Biochemistry* 22 (1995): 181–187

Barnes, S., »Soy isoflavonoids and cancer prevention.« In *Dietary Photochemicals in Cancer Prevention and Treatment*. American Institute for Cancer Research, ed. New York: Plenum Press, 1996

Cassidy, Aedin und Sheila Bingham, »Biological effects of isoflavones in young women.« *British Journal of Nutrition* 74, Nr. 4 (1995): 587–601

Cassidy, Aedin, Sheila Bingham und K. D. R. Setchell, »Biological effects of a diet of soy protein rich in isoflavones on the menstrual cycle of premenopausal women.« *American Journal of Clinical Nutrition* 60, Nr. 3 (1994): 333–340

Coward, Lori, »Genistein, daidzein and their beta-glycoside conjugates.« *Journal of Agricultural and Food Chemistry* 41 (1993)

Eastman, P., »Phytamins are not ready for public consumption.« *Journal of the National Cancer Institute* 87 (1995): 1430–1432

Ingram, David et al., »Case-control study of phyto-estrogens and breast cancer.« *Lancet* 350, Nr. 9083 (1997): 990–994

Jacobs, Maryce M., »Potential role of dietary isoflavones in the prevention of cancer.« In M. M. Jacobs, ed., *Diet and Cancer.* New York: Plenum Press, 1994

Kennedy, A. R., »The evidence for soybean products as cancer preventive agents.« *Journal of Nutrition* 125, Nr. 3 (1995): 733S–743S

Kurzer, Mindy S. und Xia Xu, »Dietary phytoestrogens.« *Annual Review of Nutrition* 17 (1997): 353–381

Lamartiniere, Coral A. et al., »Genistein suppresses mammary cancer in rats.« *Carcinogenesis* 16, Nr. 111 (1995): 2833–2840

Martin, M. E., »Interactions between phytoestrogens and human sex steroid binding protein.« *Life Sciences* 58, Nr. 5 (1996): 429–436

Messina, Mark J., »Soy intake and cancer risk.« *Nutrition and Cancer* 21, Nr. 2 (1994): 113–131

Molteni, A., »In vitro hormonal effects of soybean isoflavones.« *Journal of Nutrition* 125, Nr. 3 (1995): 751S–756S

Nesbitt, Paula D. und Lilian U. Thompson, »Lignans in homemade and commercial products containing flaxseed.« *Nutrition and Cancer* 29, Nr. 3 (1997): 222–227

Peterson, Greg und Stephen Barnes, »Genistein inhibits both estrogen and growth factor-stimulated proliferation of human breast cancer cells.« *Cell Growth and Differentiation* 7, Nr. 10 (1996): 1345–1351

Peterson, T. Greg et al., »The role of metabolism in mammary epithelial cell growth inhibition by the isoflavones genistein and biochanin A.« *Carcinogenesis* 17, Nr. 9 (1996): 1861–1869

Reinli, K., »Phytoestrogen content of foods.« *Nutrition and Cancer* 26, Nr. 2 (1996): 123–148

Setchell, K. D. R., »Dietary estrogens – a probable cause of infertility and liver disease in captive cheetahs.« *Gastroenterology* 93 (1987): 225–233

Setchell, K. D. R., »Exposure of infants to phyto estrogens from soybased infant formula.« *Lancet* 349, Nr. 9070 (1997): 23–27

Setchell, K. D. R., »Lignans in man and in animal species.« *Nature* 288, Nr. 5784 (1980): 740–742

Setchell, K. D. R., »Natural occurring non-steroidal estrogens of dietary origin.« In *Estrogens in the Environment II*, John A. McLachlan, ed. New York: Elsevier Science, 1985

Setchell, K. D. R., »Nonsteroidal estrogens of dietary origin.« *American Journal of Clinical Nutrition* 40 (1984): 5569–5578

Setchell, K. D. R., »Nonsteroidal estrogens of dietary origin.« *Proceedings of the Nutrition Society of New Zealand* 20 (1995): 1–20

Thompson, Lilian U. et al., »Antitumorigenic effect of a mammalian lignan precursor from flaxseed.« *Nutrition and Cancer* 26, Nr. 2 (1996): 159–165

Thompson, Lilian U. et al., »Flaxseed and its lignan and oil components reduce mammary tumor growth at a late stage of carcinogenesis.« *Carcinogenesis* 17, Nr. 6 (1996): 1373

Verma, S. P., »Curcumin and genistein, plant natural products show synergistic inhibitory effects on the growth of human breast cancer MCF–7 cells induced by estrogenic pesticides.« *Biochemical and Biophysical Communications* 233 (1997): 692–696

Wang, Huei-ju und Patricia Murphy, »Isoflavone content in commercial soybean foods.« *Journal of Agricultural and Food Chemistry* 42, Nr. 8 (1994): 1666–1673

Wang, T. T. Y., N. Sathyamoorty und J. M. Phang, »Molecular effects of genistein on estrogen receptor mediated pathways.« *Carcinogenesis* 17, Nr. 2 (1996): 271–275

Xu, X., »Bioavailability of soybean isoflavones depends upon gut microflora in women.« *Journal of Nutrition* 125, Nr. 9 (1995): 2307–2315

Zajchowski, Deborah A., Ruth Sager und Lynn Webster, »Estrogen inhibits the growth of estrogen receptor-negative, but not estrogen receptor-positive, human mammary epithelial cells expressing a recombinant estrogen receptor.« *Cancer Research* 53, Nr. 20 (1993): 5004–5011

Zava, D. T., »Estrogenic and anti-proliferative properties of genistein and other flavonoids in human breast cancer cells in vitro.« *Nutrition and Cancer* 27, Nr. 1 (1997): 31–40

Zeigler, Regina G., »Quantifying estrogen metabolism.« *Environmental Health Perspectives* 105, suppl. 3 (1997)

Schritt 2: Essen Sie andere Fette

Bagga, D., »Dietary modulation of omega-3/omega-6 polyunsaturated fatty acid ratios in patients with breast cancer.« *Journal of the National Cancer Institute* 89, Nr. 15 (1997): 1123–1131

Byers, Tim, Cheryl Rock und Katherine Hamilton, »Dietary changes after breast cancer.« *Cancer Practice* 5, Nr. 5 (1997)

»Canadian Diet and Breast Cancer Prevention Study Group. Effects at two years of a low-fat, high-carbohydrate diet on radiologic features of the breast: results from a randomized trial.« *Journal of the National Cancer Institute* 8 (1997): 488–496

Cave, William T., Jr., »Dietary omega-3 polyunsaturated fats and breast cancer.« *Nutrition* 12, Nr. 1 (1996): S39–S42

Cave, William T., Jr., »Omega 3 polyunsaturated fatty acids in rodent models of breast cancer.« *Breast Cancer Research and Treatment* 46 (1997)

Caygill, C. P., »Fat, fish, fish oil and cancer.« *British Journal of Cancer* 74, no. 1 (1996): 159–164

Cunningham, D. C., L. Y. Harrison und T. D. Shultz, »Proliferative responses of normal human mammary and MCF–7 breast cancer cells to linoleic acid, conjugated linoleic acid and eicosanoid synthesis inhibitors in culture.« *Anticancer Research* 17, Nr. 1A (1997): 193–203

Fay, Michael P., »Effect of different types and amounts of fat on the development of mammary tumors in rodents.« *Cancer Research* 57 (1997): 3979–3988

Giovannucci, E., »Epidemiologic status of fat and breast cancer.« Cerin Symposium/Nutrition and Cancer

Godley, P. A., »Essential fatty acid consumption and risk of breast cancer.« *Breast Cancer Research and Treatment* 35, Nr. 1 (1995): 91–95

Johanning, G. L., »Modulation of breast cancer cell adhesion by unsaturated fatty acids.« *Nutrition* 12, Nr. 11–12 (1996): 810–816

Kilgore, Michael et al., »MCF–7 and T47D human breast cancer cells contain a functional peroxisomal response.« *Molecular and Cellular Endocrinology* 129, Nr. 2 (1997): 229–235

Kohlmeier, Lenore und Michelle Mendez, »Controversies surrounding diet and breast cancer.« *Proceedings of the Nutrition Society* 56, no. 1/B (1997): 369–382

»Low-fat, high-fiber diet and serum estrone sulfate in premenopausal women.« *American Journal of Clinical Nutrition* 49 (1989): 1179–1183

Petrek, J. A., »Breast cancer risk and fatty acids in the breast and abdominal adipose tissues.« *Journal of the National Cancer Institute* 86, Nr. 1 (1994): 53–56

Rose, David, »Dietary fat, fatty acids and breast cancer.« *Breast Cancer* 4, Nr. 1 (1997)

Rose, David, »Influence of diets containing eicosapentanoic or docosahexaenoic acid on growth and metastasis of breast cancer cells in nude mice.« *Journal of the National Cancer Institute* 877, Nr. 8 (1995)

Rose, David P., »Dietary fatty acids and cancer.« *American Journal of Clinical Nutrition* 66 (1997): 998S–1003S

Simopoulos, Artemis P., »Omega 3 fatty acids in health and disease and in growth and development.« *American Journal of Clinical Nutrition* 54 (1991): 428–463

Simopoulos, Artemis P., »Omega 3 fatty acids in growth and development.« In *Encyclopedia of Human Biology*, 2nd ed., 1997, vol. 6, 409–419

Tang, Dean G., »Arachidonate piosygensases as essential regulators of cell survival and apoptosis.« *Proceedings of the National Academy of Sciences* 93 (1996): 5241–5246

Tang, Dean G., »Suppression of W256 carcinosarcoma cell apoptosis by arachidonic acid and other polyunsaturated fats.« *International Journal of Cancer* 72 (1997): 1078–1087

Weisburger, John H., »Dietary fat and risk of chronic disease.« *Journal of the American Dietetic Association* 97, Nr. 7 (1997): S16–S23

Wynder, Ernst L., »Breast cancer: weighing the evidence for a promoting role of dietary fat.« *Journal of the National Cancer Institute* 89, Nr. 11 (1997)

Schritt 3: Produzieren Sie gute Östrogene

Bradlow, H. Leon et al., »Indole-3 carbinol: a novel approach to breast cancer prevention.« *Annals of the New York Academy of Sciences* 768 (1996)

Bradlow, H. Leon et al., »2 hydroxyesterone, the good estrogen.« *Journal of Endocrinology* 150 (1996): S259-S265

Dwivedy, I., »Synthesis and characterization of estrogen 2,3 and 3,43 quinones.« *Chemical Research in Toxicology* 4 (1992): 828–833

Grubbs, C. J., »Chemoprevention of chemically induced mammary carcinogenesis by indole-3 carbinol.« *Anticancer Research* 15, Nr. 3 (1995): 709–716

Nebert, D. W., »Elevated estrogen 16 alpha hydroxylase.« *Journal of the National Cancer Institute* 85, Nr. 23 (1993): 1888–1891

Sepkovic, Daniel W., »Catechol estrogen production in rat microsomes after treatment with indole-3 carbinol.« *Steroids* 59 (1994)

Wall, Monroe E., »Indoles in edible members of the cruciferae.« *Journal of Natural Products* 51, Nr. 1 (1988): 129–135

Schritt 4 und 5: Senken Sie den Insulinspiegel/Reduzieren Sie die Glukosebelastung

Clayton, S. J., F. E. B. May und B. R. Westley, »Insulin-like growth factors control the regulation of estrogen and progesterone receptor expression by estrogens.« *Molecular and Cellular Endocrinology* 128, Nr. 1–2 (1997): 57–68

Kaaks, R., »Nutrition, hormones and breast cancer: is insulin the missing link?« *Cancer Causes and Control* 6 (1996): 505–625

Schritt 6: Essen Sie mehr Ballaststoffe

Rose, David P., »Dietary fiber, phytoestrogens, and breast cancer.« *Nutrition* 8, Nr. 1 (1992): 47–51

Rose, David P., »Effects of diet supplement with wheat bran on serum estrogen levels in the follicular and luteal phases of the menstrual cycle.« *Nutrition* 13, Nr. 6 (1997)

Rose, D. P. et al., »High-fiber diet reduces serum estrogen concentrations in premenopausal women.« *American Journal of Clinical Nutrition* 54, Nr. 3 (1991): 520–525

Tew, B. Y., »A diet high in wheat fiber decreases the bioavailability of soybean isoflavones in a single meal fed to women.« *Journal of Nutrition* 126, Nr. 4 (1996): 871–877

Schritt 7: Wehren Sie oxidativen Streß ab

Djuric, Zora et al., »Levels of 5-hydroxymethyl-2-deoxyuridine in DNA from blood as a marker of breast cancer.« *Cancer* 77, Nr. 4 (1996): 691–696

Drewnowski, Adam und Cheryl L. Rock, »The influence of genetic taste markers on food acceptance.« *American Journal of Clinical Nutrition* 62 (1995): 506–511

Franceschi, Silvia et al., »Intake of micronutrients and risk of breast cancer.« *Lancet* 347, Nr. 9012 (1996): 1351–1356

Gerster, H., »The potential role of lycopene fo human health.« *Journal of the American College of Nutrition* 16, Nr. 2 (1997): 109–126

Pierce, John P., »Feasibility of a randomized trial of high vegetable diet to prevent breast cancer recurrence.« *Nutrition and Cancer* 28, Nr. 3 (1997): 282–288

Rock, Cheryl L., »Responsiveness of carotenoids to a high vegetable diet intervention designed to prevent breast cancer recurrence.« *Cancer Epidemiology, Biomarkers and Prevention* 6 (August 1997): 617–623

Schritt 8: Meiden Sie chemische Östrogene

Bernstein, L., »Serum hormone levels in pre-menopausal Chinese women in Shanghai and white women in Los Angeles.« *Cancer Causes and Control* 1 (1990): 51–58

Bradlow, H. L., »Effects of pesticides on the ratio of 16 alpha/2-hydroxyestrone.« *Environmental Health Perspectives* (1995): 147–150

Hunter, D. J., »Plasma organochlorine levels and the risk of breast cancer.« *New England Journal of Medicine* (1997): 1253–1258

Shekhar, P. V. M., »Environmental estrogen stimulation of growth and estrogen receptor function in preneoplastic and cancerous human breast cell lines.« *Journal of the National Cancer Institute* 89, Nr. 23 (1997)

vant Veer, Pieter, »DDT dicophane and postmenopausal breast cancer in Europe.« *British Medical Journal* 314, Nr. 7100 (1997): 81

Wolff, M. S., »Blood levels of organochlorine residues and risk of breast cancer.« *Journal of the National Cancer Institute* 85, Nr. 8 (1993): 648–652

Wolff, M. S., »Breast cancer and environmental risk factors.« *Annual Review of Pharmacology and Toxicology* 36 (1996): 573–596

Schritt 9: Bauen Sie Körperfett ab

Bernstein, L., »Physical exercise and reduced risk of breast cancer in young women.« *Journal of the National Cancer Institute* 86, Nr. 18 (1994)

Gammon, Marilie D., Esther M. John und Julie A. Britton, »Recreational and occupational physical activities and risk of breast cancer.« *Journal of the National Cancer Institute* 90, Nr. 2 (1998)

Huang, Zhiping et al., »Dual effects of weight and weight gain on breast cancer risk.« *Journal of the American Medical Association* 278, Nr. 17 (1997): 1407–1411

Kumar, Nagi B., »Timing of weight gain and breast cancer risk.« *Cancer* 76, Nr. 2 (1995)

Weindruch, Richard and Lisa Underhill, »Caloric intake and aging.« *New England Journal of Medicine* 337, Nr. 14 (1997): 986–994

Töchter: Generationenübergreifende Brustkrebsvorbeugung

Enger, S. M., »Breast-feeding history, pregnancy experience and risk of breast cancer.« *British Journal of Cancer* 76, Nr. 1 (1997): 118–123

Hankinson, Susan E., »Reproductive factors and family history of breast cancer in relation to plasma estrogen and prolactin levels in postmenopausal women in the Nurses Health Study.« *Cancer Causes and Control* 6 (1995): 217–224

Kennedy, K. I., »Effects of breast-feeding on women's health.« *International Journal of Gynecology and Obstetrics* 47 (1994): S11–S20

Kohlmeier, Lenore, »Future of dietary exposure assessment.« *American Journal of Clinical Nutrition* 61 (1995): 702S–709S

Lourdes, Maria, »Effects of infant nutrition on cholesterol synthesis rates.« *Pediatric Research* 35, Nr. 2 (1994)

Murrill, W. B., »Prepubertal genistein exposure suppresses mammary cancer and enhances gland differentiation in rats.« *Carcinogenesis* 17, Nr. 77 (1996): 1451–1457

Symposien

Reducing carcinogen levels in grilled chicken. American Chemical Society meetings, April 17, 1997

Second international symposium on the role of soy in preventing and treating chronic disease. September 19, 1996. Brüssel, Belgien

Bücher

Brumberg, Joan Jacobs, *The Body Project: An Intimate History of American Girls*. Random House, 1997

Epstein, Samuel S. und David Steinman mit Suzanne Le Vert, *The Breast Cancer Prevention Program*. Macmillan, 1997

Food, Nutrition and the Prevention of Cancer. World Cancer Research Fund and the American Institute for Cancer Research, 1997

Jenkins, Nancy Harmon, *The Mediterranean Diet Cookbook*. Bantam, 1994

Love, Susan M., M. D. mit Karen Lindsey, *Dr. Susan Love's Hormone Book*. Random House, 1997

Moses, Susan, *Keep your Breasts! Preventing Breast Cancer the Natural Way.* Source Publications

Pensiero, Laura, Susan Oliveria und Michael Osborne, *The Strong Program for Cancer Prevention: A Complete Nutrition & Lifestyle Plan to Dramatically Lower your Cancer Risk*. Dutton 1998.

Simone, Charles B., *Breast Health*. Avery Publishing Group, 1995

Simopoulos, Artemis P. und Jo Robinson, *The Omega Plan*. HarperCollins, 1998

US 1997 Soyfoods Directory. Indiana Soybean Development Council

Mitteilungsblatt

The Ribbon: A newsletter of the Cornell University Program on Breast Cancer and Environmental Risk Factors in New York State

Protokoll

The Department of Defense. *Breast Cancer Research Program Meeting Proceedings*. Volumes 1–2. October 31–November 4, 1997

Danksagung

Als erstes möchte ich den Dutzenden wichtiger Organisationen, den Hunderten hingebungsvoller Wissenschaftler und den Tausenden tapferer Frauen danken, welche die Pionierarbeit für die Konzepte geleistet haben, die hinter der Brustkrebsvorbeugung stehen. Im einzelnen möchte ich mich bei den folgenden Personen bedanken, die für dieses Buchprojekt großzügig ihre Zeit zur Verfügung gestellt haben:

Dr. Dean Ornish, Amerikas größtem Wegbereiter der Krankheitsvorbeugung durch Selbsthilfe, für seine Unterstützung und Ermutigung und für seine eigenen Arbeiten auf dem Gebiet der Krebsvorbeugung.

Dr. Ernst Wynder, Präsident der American Health Foundation, für seinen Weitblick, die Rolle der Ernährung und der Ernährungstherapie bei Krebs erkannt, untersucht und gefördert zu haben.

Dr. Ken Setchell, dessen Name Synonym für die Entdeckung der Soja als wirksames Mittel der Primärprävention ist.

Dr. Terry Shintani, der der Idee, multikulturelle Kost im Sinne der Krankheitsbehandlung einzusetzen, den Weg bereitete und sie weiterentwickelte.

Dr. John Glaspy von der Universität von Kalifornien, Los Angeles (UCLA), für seine brillanten Arbeiten über Omega-3-Fettsäuren, seine ansteckende Begeisterung und seine Hingabe an seine Patienten.

Dr. David Rose von der American Health Foundation für die vielen Vorarbeiten, die er auf dem Gebiet der Krebsvorbeugung durch Ernährung leistete.

Pat Murphy von der Staatlichen Universität Iowa für Wissenschaft und Technik für die umfassendste Verbraucherinformation über Soja.

Dr. Leslie Bernstein von der Universiät von Südkalifornien für ihre ideenreichen Arbeiten über Östrogen und Brustkrebs.

Bill Helferich von der Universität von Illinois für seine großzügige Hilfe.

Dr. Scott Grundy vom Texas Health Sciences Center in Dallas dafür, daß er als erster dafür plädierte, aus gesundheitstaktischen Gründen auf andere Fette umzusteigen.

Deborah McCurdy und Kathy Owens dafür, daß sie so tapfer und begeistert beim Brustkrebsvorbeugungsprogramm der UCLA mitgemacht haben.

Dr. Jack Fishman und Dr. Leon Bradlow vom Strang-Krebsvorbeugungszentrum in New York für ihre Pionierarbeit auf dem Gebiet »Gemüse aus der Familie der Kreuzblütler und Krebs«.

Dr. David Jenkins von der Universität von Toronto für seine Entdeckung der »Glukosebelastung« und seine Warnung vor deren Gefahren.

Dr. Jon Michnovicz vom Strang-Krebsvorbeugungszentrum, New York, für seinen Enthusiasmus und dafür, daß er uns auf die Gefahren schädlicher Östrogene aufmerksam machte.

Dr. Rita Mitchell und Dr. Barbara Sutherland von der Universität von Kalifornien in Berkeley, Fachbereich für Ernährungswissenschaften, für ihre Begeisterung und unermüdliche Unterstützung bei der Zusammenstellung der Speisepläne für dieses Buch und für ihren Einsatz dafür, daß alle Mahlzeiten den Prinzipien der Brustkrebsvorbeugungsdiät entsprechen.

Dr. Irwin Rosenberg vom Jean-Mayer-Ernährungszentrum an der Tufts-Universität in Boston für seinen ausgewogenen Sinn für Anstand und Ehrlichkeit und für seine schöpferischen Einfälle.

Dr. Pamela Goodwin für ihre bahnbrechenden Forschungsarbeiten auf dem Gebiet »Insulin und Brustkrebs«.

Dr. Sam Epstein dafür, daß er die Gefahren chemischer Östrogene so deutlich herausgestellt hat.

Mark und Virginia Messina für ihre Arbeiten über Soja und für ihre liebenswürdige Unterstützung dabei, uns Soja und ihre Anwendung in einem reichhaltigen und vielfältigen Ernährungsprogramm besser verstehen zu helfen.

Dr. Lenore Kohlmeier von der Universität von North Carolina für ihre weitreichenden Arbeiten über Nährstoffe und Brustkrebs.

Dr. William T. Cave von der Universität von Rochester für seine führende Rolle bei der Erkenntnis des Zusammenhangs zwischen Insulinanstiegsfaktor, Fettsäurestoffwechsel und Brustkrebs.

Dr. Zora Djuric, Brustkrebsspezialistin am Detroiter Barbara Ann Karmanos-Krebsinstitut, für ihre Arbeiten über oxidativen Streß.

Dr. Moishe Shike, Direktor für klinische Ernährung am Memorial-Sloan-Kettering-Krebszentrum, für seinen Sinn fürs Praktische und seine wohlbegründete Skepsis.

Robert Pritikin vom Pritikin Longevity Center in Santa Monica, Kalifornien, für seine Pionierarbeit bei der Entwicklung einer gesunden, fettarmen Ernährung.

Banoo Parpia vom China-Cornell-Oxford Project für ihre faszinierenden multikulturellen Studien über Brustkrebs.

Dr. Walter Willett von der Harvard School of Public Health dafür, daß er das Paradigma der modernen Ernährung veränderte.

Dr. Lilian Thompson von der Universität von Toronto für ihre Ausarbeitung einer völlig neuen Dimension bei der Brustkrebsvorbeugung.

Dr. John P. Pierce für seine weitsichtige Brustkrebsvorbeugungsdiät.

Dr. Ercole Cavaliere vom Eppley-Krebsforschungsinstitut am Medizinischen Zentrum der Universität von Nebraska für seine neuen Einblicke in die Rolle der Östrogenmetaboliten.

Meine Dankbarkeit möchte ich auch den folgenden Institutionen gegenüber zum Ausdruck bringen, deren Unterstützung, Forschungsarbeiten und Gelder uns alle der Krebsvorbeugung näherbringen.

Der Susan-G.-Komen-Brustkrebsstiftung, einem der landesweit größten privaten Spendenbeschaffer, für all das, was getan wurde, um Frauen über Brustkrebsrisiken zu informieren.

Dem Cornell University Program on Breast Cancer and Environmental Risk Factors in New York für seine einmaligen Bemühungen um das Verständnis des Zusammenhangs zwischen Umwelteinflüssen und Brustkrebs und für sein wundervolles Mitteilungsblatt *The Ribbon*.

Dem Fachbereich für Ernährung der Harvard School of Public Health.

Der Universität von Kalifornien in Berkeley.

Dem Jean-Mayer-Ernährungszentrum an der Tufts-Universität in Boston für seine umfangreichen Bemühungen, die ernährungsbedingten Ursachen von Brustkrebs aufzuzeigen.

Dem Memorial-Sloan-Kettering-Krebszentrum für seine innovativen Versuche auf dem Gebiet der Brustkrebsvorbeugung.

Dem Nationalen Krebsinstitut der USA für seine Führungsrolle auf dem Gebiet der Krebsvorbeugung durch Nahrungsmittel.

Dem Strang-Krebsvorbeugungszentrum in New York City.

Dem US-Verteidigungsministerium für die beträchtlichen finanziellen Mittel für die Brustkrebsforschung und dafür, daß es so viele der weltweit führenden Brustkrebsspezialisten dazu brachte, an einem Strang zu ziehen.

Der Universität von Kalifornien in San Francisco.

Dem China-Cornell-Oxford Project on Nutrition an der Cornell Universität in Ithaca, New York, für den faszinierenden und hilfreichen Ausblick auf Ernährungsstile quer durch die Kulturen.

Dem Barbara-Ann-Karmanos-Krebszentrum für seine Arbeiten über oxidativen Streß und dafür, daß es sich in den Dienst von Frauen mit hohem Brustkrebsrisiko stellt.

Dem US-Landwirtschaftsministerium für seine ausgezeichneten Datentabellen über Lebensmittel.

Der Universität von Kalifornien in San Diego für ihre klinischen Forschungen über Ernährung auf Gemüsebasis mit dem Ziel der Brustkrebsvorbeugung.

Auch den folgenden Personen möchte ich für ihre Hilfe bei der Ermöglichung dieses Buchs danken:

Sarah Crichton, meiner Verlegerin bei Little, Brown, die die Vision hatte, daß Brustkrebsvorbeugung bald im Bereich des Möglichen liegen würde.

Bill Phillips, meinem Herausgeber bei Little, Brown, dessen scharfsinniger Verstand und analytisches Geschick dieses Buch sehr viel lesbarer und interessanter gemacht haben!

Rima Canaan, meiner redaktionellen Partnerin, für ihre energische Hilfe bei der Schlußredaktion und beim Feinschliff.

Dan und Simon Green, meinen Agenten, für ihre harte Arbeit und ihre Entschlossenheit.

Mary Wagner, meiner engagierten Rechercheurin, die wie eine große Detektivin jeden einzelnen Forschungsbericht über Brustkrebs aufspürte.

Register

SERIE PIPER

Heiko Ernst

Die Weisheit des Körpers

Kräfte der Selbstheilung. 196 Seiten. SP 2136

Körperfeindliche Lebensweisen, die den Körper nur als Maschine behandeln, die zu funktionieren hat, gehen heute einher mit einem überzogenen Körper- und Fitneßkult. Dabei »weiß« unser Körper sehr gut, wie er seine Gesundheit erhält, wie er sich erholen und selbst heilen kann. Doch viele Menschen verstehen es nicht mehr, die Signale ihres Organismus zu empfangen und umzusetzen.
Heiko Ernst zeigt auf, wie sich die unterschätzten und unterdrückten Selbstheilungskräfte des Körpers erkennen und nutzen lassen.

»Keiner der üblichen Gesundheitsratgeber, sondern ein zum Nachdenken anregender Text über das Wesen von Gesundheit als Seele-Körper-Wechselwirkung, ein Text, aus dem der Leser seine eigene ›Anleitung zum Handeln‹ gewinnt.«

Nordbayerischer Kurier

Jacob Liberman

Die heilende Kraft des Lichts

Der Einfluß des Lichts auf Psyche und Körper. Aus dem Amerikanischen von Hans Finck. 287 Seiten. SP 2005

Licht gehört zu den ältesten, einfachsten und wirksamsten Heilmitteln der Menschheit. Der gezielte Einsatz sowohl des Sonnenlichts als auch des künstlichen Vollspektrumlichts sowie spezieller, klinisch erprobter Licht-Therapien vermag verblüffend schnell und nachhaltig viele akute Krankheiten und chronische Beschwerden – von Kopfschmerzen bis zu Krebs und Arteriosklerose – zu lindern oder sogar vollständig zu heilen. Auch bei psychischen Störungen wie Depressionen oder Sexualproblemen wird Licht seit einiger Zeit immer häufiger angewandt. Der amerikanische Augenarzt Jacob Liberman gilt international als Kapazität auf dem Gebiet der Licht-Therapie. Er hat in seiner Praxis Tausende von Patienten erfolgreich mit genau dosierter Lichteinwirkung behandelt.

SERIE PIPER

Rolf Verres

Die Kunst zu leben

Krebsrisiko und Psyche.
233 Seiten. SP 1815

Dieses Buch bietet einen ungewöhnlichen Zugang zum umstrittenen Thema Krebs und Psyche. Es ist ein Plädoyer, mit dem Risiko und der Angst aufgeklärt und beherzt umzugehen, das Leben *mit* dem Risiko anzunehmen, und es geht um die Frage, ob sich aus den Ergebnissen der wissenschaftlichen Krebsforschung Anregungen für die alltägliche Lebensführung ableiten lassen.

Rolf Verres hat sich als Arzt und Psychologe seit 15 Jahren mit den Wechselwirkungen zwischen Psyche und Krebs befaßt und mit Krebskranken gearbeitet. Die Dauer und die Qualität eines Menschenlebens werden – in einem bisher in der Öffentlichkeit wenig bekannten Maße – von Gedanken und Gefühlen mitbeeinflußt, die den Umgang der Menschen mit ihren Lebensrisiken widerspiegeln. Der Autor analysiert die verschiedenen Sichtweisen und Erlebnisinhalte zum Thema Krebs.

Neben den Zentralthemen seiner Argumentation für eine umfassendere medizinische Aufklärung und ein mündiges Verhältnis von Arzt und Patient geht es um folgende Fragen und Themenkomplexe: Krebswelten im Kopf – Aufklärung als Orientierungshilfe und als Verunsicherung · Unheil-Kunde: Was ist Krebs? · Die Angst als ein Zugang zum Leben · Gibt es eine »Krebspersönlichkeit«? · Genießen und bewußt »sündigen«: Die Lust am Risiko · Früherkennung: Gut gemeint, aber...

»Zur Lektüre muß man durchaus nicht krebskrank sein. Das Buch richtet sich an uns alle, die wir endlich begreifen sollten, daß es keine sinnlosen Krankheiten gibt, auch wenn uns der Sinn dafür oft viel zu lang verschlossen bleibt.«

Die Zeit

»Den Betroffenen möchte das Buch helfen, den Weg von einer teuflischen Angst zur rationalen Furcht zu finden und Hoffnung auf ein würdiges Lebensende zu entwickeln oder zu bewahren.«

Psychologie heute

SERIE PIPER

Rémy Eyraud, Julien Caumer

Ich habe vergessen, wer ich bin

Die Geschichte eines Mannes, der ganz von vorne beginnen mußte. Aus dem Französischen von Inge Leipold. 256 Seiten. SP 2976

Rémy Eyraud ist sechsundzwanzig Jahre alt, als er Opfer eines mysteriösen Überfalls wird. Nach einem Schlag auf den Kopf fällt er ins Koma. Als er wenige Stunden später erwacht, hat er sein Gedächtnis verloren. Er erkennt niemanden, nicht seine Freundin Christine, nicht seine Eltern. Liebe, Gefühle, Schreiben und Lesen, das Know-how des Alltags und seine beruflichen Qualifikationen – alles ist weg, wie in einem dunklen Loch verschwunden. Rémy muß bei null anfangen. Alles ist ihm fremd und aufregend neu. Wie ein »Außerirdischer« betrachtet er die Welt, eine Perspektive, die nachdenklich macht, immer wieder aber auch zum Lachen bringt. Mit der Intelligenz eines Erwachsenen und der Neugier eines unvoreingenommenen Kleinkindes entdeckt Rémy seine Umgebung neu. Mit der liebevollen Unterstützung von Christine faßt er einen Entschluß: Er will kein Patient mehr sein, er will neu lernen zu leben. Dieses Buch ist das einmalige Dokument eines Falles von retrograder Amnesie und ist, nach monatelangen Recherchen, von dem Journalisten Julien Caumer aufgeschrieben worden.

»Wer bin ich? Ich habe es aufgegeben, auf meine Vergangenheit zu warten. Ich komme ohne sie aus, versuche einfach, normal zu leben. Ich werde es schaffen. Und wenn meine Erinnerung wiederkommt, wird es die Kirsche auf der Torte sein.«

Rémy Eyraud, sechs Jahre später

SERIE PIPER

Maria Wallisfurth

Lautlose Welt

Das Leben meiner gehörlosen Mutter. 277 Seiten. SP 2541

Maria Wallisfurth wurde als hörendes Kind taubstummer Eltern geboren. Um ihr Leben »jenseits der Stille« im Spannungsverhältnis zweier Welten besser bewältigen zu können und um die eigene Lebenssituation vom Ausgangspunkt her zu erklären, ließ sie sich von ihrer Mutter deren Leben »erzählen« – mit ihrer unartikulierten Stimme, mit Hilfe von Gesten und Mimik. Das Leben des taubstummen Mädchens Maria Giefer, das 1897 in einem Dorf in der Eifel geboren wurde: die karge Kindheit auf dem elterlichen Hof, die Schuljahre in der Taubstummen-Anstalt in Aachen, eine Lehre als Näherin, ihre Arbeit als Hausgehilfin in einem Professorenhaushalt, der Alltag im Ersten Weltkrieg und in der Zeit der Inflation. Dann lernt Maria im Taubstummenverein Wilhelm kennen. Sie bekommen eine gesunde Tochter, werden in der Zeit des Nationalsozialismus gegen ihren Willen sterilisiert. – Dieser bewegende Lebensbericht schildert nicht nur den äußeren Verlauf eines besonderen Lebensschicksals; es gelingt ihm mit großer Authentizität und Einfühlsamkeit, in die ganz eigene Assoziations- und Gedankenwelt der Taubgeborenen einzuführen. Und er beschreibt ein auch glückliches Leben und eine große Liebe.

»Meine Eltern waren taubstumm. Ich war ihr einziges Kind, und ich hörte und sprach für sie. Als kleines Mädchen beunruhigte mich der Gedanke, daß meine Eltern vor meiner Geburt ohne ihr hörendes Kind leben mußten. Die Ausnahmesituation meiner Eltern und meine eigene ließen mich schon früh nach dem Wieso und Warum fragen. Ich habe meine Mutter gefragt, immer wieder.«

»Der erste literarische Laut, der aus der Welt der Taubstummen an die Öffentlichkeit dringt, ein Dokument, ein farbiges Zeitgemälde.«
Aachener Volkszeitung

Walter Jens / Hans Küng

Menschenwürdig sterben

Ein Plädoyer für Selbstverantwortung. Mit Beiträgen von Albin Eser und Dietrich Niethammer.
176 Seiten. SP 2329

Der Mensch ist das einzige Lebewesen, das sich bewußt ist, daß es sterben muß. Doch die meisten Menschen verdrängen dieses Wissen, jedenfalls die meiste Zeit ihres Lebens. Dem setzt Hans Küng seine These entgegen: das Sterben und der Tod gehören zum Leben, sind seine letzte Phase. Zu einem menschenwürdigen Leben gehört auch ein menschenwürdiger Tod. Gerade für einen Theologen stellt sich hier aber die Frage nach dem »eigenen Tod«: Darf der Mensch bestimmen, wie und wann er stirbt – oder muß er unter allen Umständen »aushalten bis zum Schluß«?
Walter Jens weitet das Thema zunächst ins Literarische aus. Er befragt große Autoren der Weltliteratur: von Homer über den Verfasser des Matthäus-Evangeliums, bis hin zu Tolstoi und Camus – darüber, was »menschenwürdig sterben« heißt. Gibt es den Tod in Würde überhaupt? Dabei zieht er auch die Texte von Betroffenen heran, etwa von Maxie Wander oder Peter Noll. Der Band wird abgerundet durch eine Diskussion, in der der Freiburger Völkerrechtler Albin Eser und der Tübinger Mediziner Dietrich Niethammer die juristischen und medizinischen Aspekte der Sterbehilfe darlegen.

»Küng wendet sich entschieden gegen die sich nicht nur von den Kirchen betriebene ›Spiritualisierung und Mystifizierung‹ des qualvollen Sterbens, die er auf ein ›schiefes Gottesbild‹ zurückführt. Wie in vielen anderen Fällen, so liefere die Bibel auch nicht gegen Sterbehilfe, ja nicht einmal gegen den Suizid, wohlfeile Argumente. Walter Jens versieht sein sprachlich elegantes Plädoyer für ein menschenwürdiges Sterben mit eindrucksvollen Beispielen aus der Literaturgeschichte, in deren Verlauf die Beschreibung von Sterbevorgängen in körperlicher wie psychischer Hinsicht immer präziser geworden sei. Das gelte gleichermaßen für Darstellungen von Ärzten wie Schriftstellern.«
Süddeutsche Zeitung

Bert Keizer

Das ist das Letzte!

Erfahrungen eines Arztes mit Sterben und Tod. Aus dem Niederländischen von Steffen Haselbach. 298 Seiten. SP 2314

Was geschieht, wenn ein Mensch stirbt? Gibt es einen würdigen Umgang mit dem Tod? Was tun, wenn kein Arzt mehr helfen kann? Seit Jahren arbeitet Bert Keizer als Arzt in einer niederländischen Klinik, in der er täglich mit dem Sterben konfrontiert ist. Aus nächster Nähe erlebt er, wie Menschen den Tod erfahren, wie sich ihre Angehörigen verhalten, was Ärzte tun und was sie versäumen. Seine Erlebnisse präsentiert Keizer in diesem unverblümten und direkten Bericht, der mit unsentimentalem Mitgefühl und mit einer Humanität geschrieben ist, die bar jeder Frömmigkeit ist. Er kritisiert nicht theoretisch oder gar theologisch, sondern mit der praktischen Dramaturgie seiner Bilder und Szenen die Tradition der westlichen Kultur, die den Tod ausgrenzt, und plädiert für einen aufgeklärten Umgang mit dem Sterbenden und für eine humane Behandlung der Betroffenen. Ein Plädoyer für einen aufgeklärten Umgang mit dem Tod und für eine humane Behandlung der Betroffenen, aber auch eine bittere, oft ironische Kritik der schlechten Verhältnisse, in denen unsere Kultur den Sterbenden (allzu häufig) allein läßt.

Sybil Gräfin Schönfeldt

Die Jahre, die uns bleiben

Gedanken einer Alten über das Alter. 260 Seiten. SP 2833

Ist man alt, so wird einem klar, wie wenig man sich in seiner Jugend vorstellen konnte, was das Alter ist. Ein Ausgangspunkt ist ihre eigene Erfahrung mit dem Alter: Man wird dem Körper untertan, das Zeitgefühl ändert sich, die ersten Freunde sterben, man trauert über Unwiederbringliches, man ist glücklich über die Kinder und Enkel.
Ein zweiter Ausgangspunkt ist der Ärger darüber, wie die Jungen über die Alten reden, daß sie so tun, als könnten Alte mit ein bißchen Kosmetik, Gymnastik und Diät wie Junge funktionieren.
Über Politiker und Abzocker, die die Alten als Material für die eigene Karriere betrachten, und über die Werbung mit ihrem Kult um die jungen Alten.
Über ihre Erfahrung und den Ärger ist die Autorin auf viele passende Geschichten aus der Weltliteratur gestoßen, die sie hier zitiert und in die sie ihre Gedanken über das Alter anschließt.

Kinder brauchen Großmütter

191 Seiten. SP 2127

»Die Autorin spricht nicht von Idealgestalten, sondern von lieben, aufgeschlossenen Großmüttern, die manchmal sogar den Unsinn der Enkel mitmachen.«
Welt am Sonntag

Bei Großmutter ist es am schönsten

Ein Handbuch für Großeltern. Gemeinsam spielen, essen, lesen, basteln, malen, Feste feiern. Illustriert von Steffen Butz. 269 Seiten. SP 2517

Sybil Gräfin Schönfeldt macht mit diesem Buch ein besonders liebenswertes Angebot an die Großeltern von heute: Sie hat für all die vielen Großmütter und Großväter, die vergnügte Stunden mit ihren Enkeln haben wollen, all jene alten, immer neuen, vertrauten Reime und Spiele zusammengetragen – wie »Das ist der Daumen« und »Backe, backe Kuchen« – und gibt außerdem viele praktische Mal- und Basteltips, Rezepte fürs gemeinsame Kochen und Ideen zum Feste-Feiern.

Norberto Bobbio

Vom Alter

De senectute. Aus dem Italienischen von Annette Kopetzki. 128 Seiten. SP 2803

Der Turiner Rechtsphilosoph – seit Jahrzehnten eine intellektuelle Institution in Italien – erzählt hier gänzlich unprofessoral, unbestechlich nüchtern, mit hellwacher Aufmerksamkeit, wie er sein Altwerden erfahren und was er dabei erkannt hat – ein selbstkritisches, bescheidenes, sehr persönliches Buch, dessen Realismus in heitere Gelassenheit mündet.

Es gibt immer mehr Alte, die immer älter werden, und dabei wandeln sich die Anschauungen über das, was Alter ist und wann es beginnt, immer schneller. Nur die Werbespots und die Botschaften der Ratgeber wissen es genau: Moderne Senioren sind frisch, quick, sexy und optimistisch. Ganz anders dagegen Norberto Bobbio, der große alte Rechtsphilosoph aus Turin, in seinen Gedanken über das Alter und über das, was er beim Altwerden erfahren hat. In Italien ist Bobbio eine intellektuelle Institution und singuläre Autorität. In diesem sympathischen Buch spricht er als ein gescheiter alter Mann sehr einfach und klar über das Leben, den Tod und über sich selbst. Und er tut dies mit heiterer Melancholie. Am Anfang steht eine Art Selbsterkundung – offen, bescheiden, selbstkritisch. Mit illusionslos klarem Blick sieht und benennt Bobbio die Schwächen des Alters, er beschwört die Kraft des Erinnerns als Quelle der Lebendigkeit, er räsoniert über die modische Parole »das Alter genießen« und die handfesten Vermarktungsinteressen, denen sie dient.

»Es ist ein glasklares, unprätentiös schlichtes, beispielhaft nüchternes Buch, melancholisch zuweilen, trotzdem nicht depressiv, sondern von einem humanen Humor erwärmt.«
Ludger Lütkehaus, Die Zeit

SERIE PIPER

Paul Watzlawick

Die erfundene Wirklichkeit

Wie wissen wir, was wir zu wissen glauben? Beiträge zum Konstruktivismus. Herausgegeben von Paul Watzlawick. 326 Seiten mit 31 Abbildungen. SP 373

Münchhausens Zopf oder Psychotherapie und »Wirklichkeit«

Gesammelte Aufsätze und Vorträge. 260 Seiten mit 6 Abbildungen. SP 1237

Vom Unsinn des Sinns oder vom Sinn des Unsinns

Mit einem Vorwort von Hubert Christian Ehalt. 83 Seiten. SP 1824

»Wenn sich der brillante Philosoph und Psychoanalytiker Paul Watzlawick Gedanken über den Sinn und seine Täuschungen macht, ist Konzentration gefragt. Trotz aller Verwirrung und sprachmächtigen Wortspielereien behandelt er nämlich die zentrale Frage der menschlichen Existenz. Unbedingt ernstzunehmen.«
Forbes

Anleitung zum Unglücklichsein

132 Seiten. SP 2100

»Ein Lesevergnügen mit paradoxem Effekt. Das Nichtbefolgen der ›Anleitung zum Unglücklichsein‹ ist die Voraussetzung dafür, glücklich sein zu können.«
Brigitte

Vom Schlechten des Guten

oder Hekates Lösung. 124 Seiten. SP 1304

Paul Watzlawick / Franz Kreuzer

Die Unsicherheit unserer Wirklichkeit

Ein Gespräch über den Konstruktivismus. Mit einem Beitrag von Paul Watzlawick. 76 Seiten. SP 742

Paul Watzlawick / John H. Weakland (Hrsg.)

Interaktion

Menschliche Probleme und Familientherapie. Forschungen des Mental Research Institute 1965–1974. 526 Seiten mit 4 Abbildungen. SP 1222

Einführung in den Konstruktivismus

Mit Beiträgen von Heinz von Foerster, Ernst von Glasersfeld, Peter M. Hejl, Siegfried J. Schmidt und Paul Watzlawick. 187 Seiten mit 15 Abbildungen. SP 1165

Dr. Peter J. D'Adamo
mit Catherine Whitney
4 Blutgruppen – Richtig leben

Das individuelle Konzept für körperliches und seelisches Wohlbefinden. Aus dem Amerikanischen von Christa Broermann, Erica Mertens-Feldbausch, Elsbeth Ranke und Werner Roller. 559 Seiten. Geb.

In den USA leben schon Millionen von Menschen nach dem Blutgruppen-Konzept von Peter J. D'Adamo, im deutschsprachigen Raum sind es viele Hunderttausend. Nach zwei Bestsellern – dem Grundlagenbuch und dem Kochbuch – legt der Naturheilmediziner hier sein drittes Buch vor. Es baut auf den ersten beiden Büchern auf, geht aber weit darüber hinaus und verwertet neueste Forschungsergebnisse und zahlreiche Patientenberichte. Diese zeigen, daß es ein blutgruppenspezifisches Profil für beinahe jeden Aspekt unseres Lebens gibt, und daß uns unsere Blutgruppe »sagt«, wie wir besser leben können.

Die verständlichen Vorschläge und Empfehlungen des Autors sind für jede Blutgruppe jeweils in fünf Gebiete unterteilt:

1. Lebensführung
2. Streß und seelische Ausgeglichenheit
3. Maximierung der Gesundheit
4. Vermeidung und Überwindung von Krankheiten
5. Strategien für das Alter

SERIE PIPER

Dr. Peter J. D'Adamo, Catherine Whitney

4 Blutgruppen Vier Strategien für ein gesundes Leben

Aus dem Amerikanischen von Michael Benthack, Maren Klostermann, Lexa Katrin von Nostiz und Erica Mertens-Feldbausch. 439 Seiten. Mit Rezeptteil, 7 Abbildungen und 84 Tabellen. SP 2811

Kennen Sie Ihre Blutgruppe? Sie ist der Schlüssel für ein gesundes und natürliches Leben! Dr. Peter J. D'Adamo, einer der führenden Naturheilmediziner der USA, entwarf das revolutionäre Blutgruppen-Konzept und erklärt anhand vieler konkreter Beispiele die Zusammenhänge zwischen Blutgruppe, Ernährung, Lebensweise und Gesundheit. Er weist nach, daß die jeweilige Blutgruppe das individuelle Immunsystem bestimmt und daß zwischen Blutgruppe und Stoffwechsel eine enge Verbingung besteht. Für jede der vier Blutgruppen gibt D'Adamo detaillierte Ernährungsvorschläge mit Speiseplänen und Rezepten sowie Hinweise für sinnvolle körperliche Aktivitäten. Außerdem erläutert er die Rolle der Blutgruppe im Kampf gegen gängige Krankheiten und für die Heilungschancen bei Krebs. D'Adamos Buch ist die erste umfassende Information zum Thema »Blutgruppe und Gesundheit« und basiert auf jahrzehntelanger Forschung.

4 Blutgruppen Das Kochbuch für ein gesundes Leben

Aus dem Amerikanischen von Erica Mertens-Feldbausch. 351 Seiten. SP 3498

Wenn Sie etwas für Ihre Gesundheit und Ihr körperliches Wohlbefinden tun wollen, dann sollten Sie dieses Kochbuch lesen. Es enthält nicht nur zahlreiche schmackhafte Rezepte, die mit namhaften Küchenchefs entwickelt wurden, und eine kurze Einführung in die Blutgruppendiät, sondern auch für jede der vier Blutgruppen einen ausführlichen Speiseplan über einen ganzen Monat.

»Eine anregende Fibel für bewußte Ernährung, keine Bibel, an die man sich sklavisch zu halten hat. Sie können daran glauben oder einfach lustvoll danach kochen.«
Bayerischer Rundfunk